ASAF JUDAEUS

DER AELTESTE MEDIZINISCHE SCHRIFTSTELLER IN HEBRAEISCHER SPRACHE

II. TEIL

VON

PROF. DR. LUDWIG VENETIANER

BUDAPEST 1916.

INHALT.

I. TEIL.

II. TEIL.

III. TEIL.

V.
Asafs Anatomie.

Asaf war kein Anatom von Fach, und auch seine Schrift behandelt die Fragen der Anatomie nur in einem solchen Umfange, der unumgänglich notwendig erscheint, um einen einleitenden Überblick über den Bau des menschlichen Körpers seinem eigentlichen Thema, der Therapie, vorauszuschicken. Nach dem oben (S. 56 ff.) Ausgeführten unterliegt es keinem Zweifel, daß er auf der Höhe des anatomischen Wissens seiner Zeit stand; die einschlägigen Bücher der großen Griechen waren ihm wohlbekannt und er machte von ihnen selbstredend auch gelegentlichen Gebrauch; in Frage könnte nur kommen, ob er den Angaben der Griechen blindlings gefolgt war, oder ihre Auseinandersetzungen nicht etwa durch selbständige Untersuchungen nachgeprüft hatte. Zu einer solchen Vermutung würde Asafs kritischer Sinn Grund genug bieten, zumal seine Schrift in der Knochenlehre (Osteologie) nicht nur von den Griechen, sondern auch von der jüdischen Tradition derart abweichende Mitteilungen enthält, daß hierdurch ein Schluß auf Selbständigkeit geradezu geboten erscheint. Auf welchem Wege er zu den abweichenden Angaben gelangt war, ist — da er selbst hierüber keine Äußerung tut — nicht zu ermitteln, aber ausgeschlossen ist es nicht, daß er seine Studien nicht nur an Tieren — speziell an Affen, wie es Galen und Hippokrates getan — getrieben hat, sondern auch, ohne sich der Anklage einer Leichenschändung auszusetzen, den menschlichen Körper in Augenschein genommen haben mochte.

Der babylonische Talmud enthält zwei sehr beachtenswerte Angaben darüber, daß die Obduktion und Sezierung der Leichen schon im ersten Jahrhundert unserer Zeitrechnung den Juden in Palästina nicht unbekannt war. Die eine Mitteilung[1]) spricht von der alexandrinischen Königin Kleopatra, die zu Tode verurteilte Sklavinnen obduzieren ließ, um zu erfahren, wie viel Tage die völlige Entwicklung des Foetus in Anspruch nimmt, bei welcher Mitteilung nicht bloß an eine nachträgliche Untersuchung gravider Sklavinnen zu denken ist, sondern — wie die Kommentatoren (Raschi) hervorheben — Kleopatra habe die zu Tode verurteilten Sklavinnen mit der Absicht zur Graviditas veranlaßt, um dann an den Leichen anthropologische Untersuchungen anzustellen. Nach der anderen Angabe[2]) sollen die Schüler des Schriftgelehrten R. Ismaël die Leiche einer zum Scheiterhaufen verurteilten Dirne seziert (gekocht) haben, um zu erfahren, wieviel Knochen der menschliche Körper habe. Diese Mitteilungen des babylonischen Talmuds lassen keinen Zweifel darüber aufkommen, daß die Kunde von solchen Versuchen auch nach Mesopotamien, der Heimat Asafs, gedrungen war, wo man demnach genaue Kenntnis von der Art und Weise hatte, wie die vom Fleisch losgelösten Knochen am besten zu untersuchen, oder sonstige anatomische Studien an Leichen von Verurteilten vorzunehmen seien. In der Annahme dieser Möglichkeit selbständiger Untersuchungen finden wir die Erklärung jener Abweichungen von den Griechen und der Tradition, welche besonders in der Knochenlehre Asafs auffallen.

A) O s t e o l o g i e. Es mag sowohl eingewurzeltes Vorurteil, als auch der jüdischen Tradition gezollte Hochachtung mitgewirkt haben, daß Asaf mit dem ohne Vorbehalt bestimmt ausgesprochenen Grundsatz beginnt: der menschliche Körper hat zweihundertachtundvierzig Knochen,[3]) aber auch

---

[1]) Nidda 30b: אמרו לו לרי ישמעאל מעשה בקליאופטרא מלכה אלכסנדרוס שנתחייבו שפחותיה הרינה למלכות ובדקן.

[2]) Bekhoroth 45a: מעשה בתלמידיו של רבי ישמעאל ששלקו זונה אחת שנתחייבה שריפה למלך בדקו ומצאו בה מאתים וחמשים ושנים.

[3]) Asaf sagt hier wohl: Glieder [מאתים וארבעים ושמינה איברים], meint aber die Träger des menschlichen Körpers, wie auch die Araber die Knochen Säulen genannt haben [Dieterici, Die Anthropologie der Araber im X. Jahrhundert. Leipzig 1871. p. 4], denn gleich darauf sagt

er kann bei der spezialisierenden Aufzählung diese Zahl nicht herausbringen. Nach Asaf sind nämlich: in jeder Zehe je fünf Knochen [בכל אצבע עצמות חמשה], in den Sohlen je fünf [על כף הרגל עצמות חמשה], in den Knieen je drei [בכל ברך שלשה עצמות], in den Unterschenkeln je zwei [שני עצמות בשוק], in den Oberschenkeln je eines [עצם אחד בירך], in den Hüftbecken je eines [עצם אחד בכל קוטל], in den Lenden je drei [שלשה עצמות בכל אחד מן המתנים], im Kreuzbein drei [שלשה עצמות בגיזי], in der Wirbelsäule achtzehn Ringe [שמונה עשר חליות], an den Ringen haften siebzehn Rippen, acht Rippen nach links und neun nach rechts [שבעה עשר צלעות דבוקות לחוליות מזה ומזה שמונה צלעות נטויות בצד השמאלי ותשעה בצד הימיני], in den Schultern je sechs [ששה עצמות בכתף האחד וששה בכתף האחר], fünf Knochen sind in den Herzschlüsseln [חמשה עצמות במסגרות הלב], im Schädel neun [תשעה עצמות בגולגלת הראש], in der Brust acht [שמונה בחזה], in der Hand je fünf [חמשה עצמות בכל יד] und je fünf in den Fingern [וחמשה בכל אצבע], außer den Zähnen und den Knorpeln[1]) [לבד מן השיניים וכל דק שבעצמות]. Mit dieser letzten Bemerkung ließ sich Asaf für jeden Fall eine Tür offen, um die Zahl 248 herauszubekommen. Die meisten dieser Angaben entsprechen weder einzeln, noch in ihrer Gesamtzahl den Feststellungen der wissenschaftlichen Anatomie, und wenn Galen und Hippokrates sich einer genauen Bestimmung der Knochenzahl

---

er bei der Aufzählung: diese ist die Einteilung der Knochen nach den Gliedern [ואלה הם מחלקות העצמות לאיבריהם].

[1]) Die erste Aufzählung der Knochen in der jüdischen Tradition, die als Quelle der Zahl 248 diente, ist in der Mischna Ohalôth 1, 8 enthalten; danach sind: [Im Fußkopf שלשים בפיסת הרגל ששה בכל אצבע 30, nämlich in jeder Zehe 6], עשרה בקירסול [im Sprunggelenk 10], שנים בשוק [im Unterschenkel 2], חמשה בארכובה [im Knie 5], אחד בירך [im Oberschenkel 1], שלשה בקטלית [im Schenkelkopf 3], אחד עשר צלעות [11 Rippen], שלשים בפיסת היד ששה בכל אצבע [in der Hand 30, nämlich in jedem Finger 6], שנים בקנה [im Vorderarm 2], שנים במרפק [im Ellenbogen 2], אחד בזרוע [im Oberarm 1], ארבע בכתף [in der Schulter 4] מאה ואחד מזה ומאה ואחד מזה [zusammen 202, da diese Zahlen doppelt genommen werden müssen], ferner שמנה עשר חוליות בשדרה [18 Ringe in der Wirbelsäule], תשעה בראש [im Kopf 9], שמנה בצואר [im Hals 8], ששה במפתח של לב [im Herzschlüssel 6], חמשה בנקביו [an den Öffnungen 5], s. Preuss, p. 67.

enthalten haben, so hat bei den Arabern (vgl. Dieterici. l. c. p. 4.) die von den Juden übernommene Zahl 248 ihre unentwegte Autorität stets behaupten können.

Was Asaf unter Herzschlüssel, der aus fünf Knochen besteht, verstanden hat, ist aus seiner Schrift nicht ersichtlich; es ist weder die fúrcula benannte Gabel, welche vom Brustbein und den beiden Schlüsselbeinen gebildet wird, denn das scheint das bei Asaf p. 173 erwähnte מסגרות החזה zu bedeuten, noch aber die clavicula, denn diese erwähnt Asaf p. 4 mit der arabischen Benennung תרקביות [אלתרקוה].

Zur genauen Bestimmung der anatomischen Lage der auch sonst viele Schwierigkeiten bietenden hebräischen Bezeichnungen מתנים (Lenden) und ירך (Hüfte, Oberschenkel) gibt eine beinahe wörtliche Uebersetzung der Hippokrates'schen Aphorisme V. 69 im Asaf-Buch p. 271 den rechten Aufschluß. Die Aphorisme lautet: ῥίγεα ἄρχεται γυναιξὶ μὲν ἐξ ὀσφύος μᾶλλον καὶ διὰ νότου ἐις κεφαλὴν, ἀτὰρ καὶ ἀνδράσιν ὄπισθεν τοῦ σώματος μᾶλλον ἤ ἔμπροσθεν, οἷον ἀπό τε πήχεων, μηρῶν, d. h. das Frostgefühl geht bei den Frauen mehr von der Lumbalgegend aus in der Richtung vom Rücken nach dem Kopfe, hingegen bei den Männern mehr von der Rückseite als von der Vorderseite, von den Ellenbogen und Schenkeln, welche Worte bei Asaf mit Folgendem wiedergegeben werden: השחפת תתחיל בנשים לאחוז ממותניהם ומחלצים וראשיהן ולאנשים תתחיל מזרועותיהם ויירכיהם.

Das Wort ניזי ist das arabische עג׳ז und bedeutet das Ende des Rückgrats; hier ist das Os sacrum zu suchen, welches in dieser Aufzählung zwar nicht besonders erwähnt wird, aber dieser fabelhafte Knochen fehlt auch im Asaf-Buche nicht. Es ist das „Sitzbein" [p. 24 עצה היא עצם המושב], welches im Knochengerüst des menschlichen Leibes zuerst entsteht, die Grundlage des Körperbaues bildet und bleibt auch nach dem Tode, selbst wenn schon alle Knochen vermodert sind, ewig unversehrt.[1]) Unter allen Knochen kommt nur

[1]) p. 49. עצם העצה הוא עצם הראשון הנברא בגוף של אדם והוא יסוד בנין הגוף בעצמות והוא שישאר בסוף אחרי שימות האדם ויבלו כל עצמותיו הוא ישאר אחר כלה כל עצמות. Über die Fabel dieses Os, oder semen

diesem Os sacrum eine physiologische Bedeutung zu, denn es ist die Stelle, wo die Aussonderung des Phlegma stattfindet.

B) Auch das Gebiet der Angiologie ist bei Asaf auf das notwendigste beschränkt, als ob er nur einen flüchtigen Ueberblick über das Netz der Blutgefäße hätte bieten wollen. Die anatomischen Bestimmungen der Griechen waren ihm wohlbekannt, er mußte demnach den Unterschied zwischen Venen und Arterien kennen, und wenn schon Maimuni der unterschiedlichen Bedeutung dieser Blutgefäße Rechnung tragend die bezeichnenden Ausdrücke עורקים דופקים und בלתי דופקים) [Pirque Mosche p. 2] im Hebräischen geschaffen hat, so sehen wir noch bei Asaf ein schweres Ringen mit der Sprache, der er den bezeichnenden Terminus nicht entlocken kann. Einmal entlehnt er dem Arabischen das Wort ותין zur Bezeichnung der Arterie, die sich an der rechten Seite des Halses befindet [הויתן הוא הגיד אשר בימין הצואר], sonst aber ist ihm welche Ader immer, ebenso wie die Nerven und die Sehnen, nur גיד. wie denn auch bei den Griechen für alle diese auch die allgemeine Bezeichnung νεῦρον gebräuchlich war.

Das Blut dieser rechtsseitigen Halsarterie wird durch sechzehn Adern in die Leber, durch sieben Adern in die Brust, vier Adern ins Gehirn geleitet, die zwei großen Arterien selbst jedoch, welche zwischen den beiden Schlüsselbeinen hervortreten und sich auf den beiden Seiten des Halses verzweigen,[2]) ziehen hinüber ins Herz, wo der Sitz der Lebens-

resurrectionis siehe Hyrtl, Das Arabische und Hebräische in der Anatomie pp. 31 und 165; Preuss, Biblisch-Talmudische Medizin p. 72; Löw, Aram. Pflanzennamen p. 374 und Löw, Miszellen (MGWJ. 1893) p. 484, Galenus, De Usu Partium V. 8 (ed. Kühn III. p. 375) erwähnt es als Os, quod latum, seu sacrum nominant.

[1]) Die hebr. Übersetzung des Kanon des Avicenna hat die charakteristischen Ausdrücke für Arterien: הגידים הדופקים und für Venen: הגידים הנחים [I. 4. 1 und I. 5. 1].

[2]) p. 4. ושנים נידים הגדולים המושכים בצואר אחד מזה ואחד מזה משני העברים מבין שני התרקביות הם שני העצמות אשר במרום. Einmal p. 85 erwähnt Asaf diese zwei Arterien als die zwei Adern an den beiden Schläfen [ἡμικρανία שני הגידין המושכים בשתי רקותיו הם אימקרנייא].
Auch Galen setzt mit der Behandlung der Verzweigung der Adern dort

seele ist. Von hier aus steigen diese zwei großen Adern von zwei Seiten zu den Ringen der Wirbelsäule, wo sie sich zu allen Rippen in dünne Adern verzweigen, so, daß jede Rippe unterhalb der Ringe von je zwei Adern umkreist wird. Außer dieser Verzweigung führen aus den zwei großen Arterien je zwei Adern in jeden Ring, aus welchen sie alle in die Lenden hinuntersteigen. Ferner führen aus den zwei großen Arterien wieder zwei Adern ins Rückenmark; die eine verzweigt sich da wieder in zwei Adern, welche in den Hüftbecken zu den Spannadern (nervus ischiaticus) bis zu den Oberschenkeln führen, wo sie sich wieder in je fünf Adern verzweigen, welche zu den Unterschenkeln, Knieen, Sprunggelenken, Fußsohlen und Zehen führen. Aus den zu den Unterschenkeln führenden zwei Adern verzweigen sich wieder je fünf Adern, deren eine hinauf gegen das Gehirn bis zur großen Halsarterie zieht, wo sie sich zurückwendet, um sich ins Herz zu ergießen; hier verzweigt sie sich in sechs Adern, deren zwei rund um die Brust ziehend zu den Armen führen, wo sie sich an beiden Seiten wieder in je fünf Adern teilen, deren vier gegen die Oberfläche des Unterleibs, unterhalb des Nabels, ziehen, jede dieser vier Adern jedoch wieder in je zehn Adern sich verzweigt, welche im Innern des Leibes bis zur Kehle hinaufziehen und sich in den Mund ergießen, indem zwei von ihnen das Blut zu den Schneidezähnen [שיניים], zwei zu den Stockzähnen [טוחנות μύλη], zwei zu den Augen, zwei zu den Ohren und zwei zum Gehirn führen, welche letztere vom Gehirn zu den beiden Nieren führen, von hier zu den Hoden, wo sie in dünne Adern geteilt die Eier umkreisen.

Außer diesem großen einheitlichen Netz von Blutgefäßen bespricht Asaf (pag. 19) das Adersystem der Leber, der Gallenblase und des Penis. In der Leber sind siebenund-

ein, wo sie die Schlüsselbeine erreichen; von den beiden Venen, welche das Schlüsselbein umgreifen, zweigen sich Äste ab; jederseits drei Venen: senkrecht nach oben am Halse entlang, die andern drei senkrecht nach unten. (Simon, Sieben Bücher Anatomie des Galen. II. Leipzig 1906. pp. 143 ff.)

vierzig Adern; sieben davon führen das Blut zu den anderen Adern des Leibes, vier führen das Blut aus der Leber zur Erwärmung der Lunge, einundzwanzig dünne Kanäle dienen zur Tränkung der Milz mit dem Blut der Leber, und vier Kanäle führen zu den Nieren. Die Gallenblase hat sechs Aderkanäle, welche sie mit dem Herzen verbinden, ein Kanal kreist im ganzen Körper herum, ein Kanal zieht zum oberen Teil des Magens und ein Kanal steigt hinauf bis zum Mund. Der Penis hat vier Adern, deren eine nahe an den Nieren zieht, die andere steigt hinauf zum Herzen, die dritte reicht bis an die Lunge und die vierte dient zur Ableitung des Samens.

Die Gesamtzahl der Adern ist bei Asaf mit 360 angegeben,[1]) welche genaue Zahl auch bei den Arabern (vgl. Dieterici l. c. p. 4) anzutreffen ist, und nicht 365, wie es nach Analogie der 248 Knochen auf Grund der talmudischen Tradition, (Makkoth 23 b.) den Tagen des Mondjahres entsprechend, wie die Zahl der Adern den Tagen des Sonnenjahres entsprechend anzunehmen wäre.

C) Die Splanchnologie hat bei Asaf weit mehr physiologische, als anatomische Bedeutung. Die Form und Lage der Atmungs- und Verdauungsorgane wird als bekannt vorausgesetzt und nur dem Darm-Netz wird eine Beschreibung gewidmet. In diesen Zusammenhang gehört jedoch die Feststellung der Terminologie Asafs, welche die Verdauungsorgane betrifft und welche von hoher sprachgeschichtlicher Wichtigkeit ist, denn schon von der Bibel angefangen herrscht in der hebräischen Literatur eine völlige Unbestimmtheit darüber, was קרב, קרבים, בטן, מעים bedeuten. קרב wird bald auf das Leibesinnere im Allgemeinen, bald auf den Magen, oder auf die Därme bezogen; בטן bezeichnet sowohl den Bauch und die Bauchwand, als auch das Innere des Leibes; מעים wird gleichfalls nicht nur auf die Därme, sondern auch allgemein auf die Eingeweide bezogen. In einer medizinischen Schrift war es wohl von besonderer Wichtigkeit, daß durch

[1]) p. 3. שלש מאות וששים נידים הם התעלות המושכות הדם ללכת בהם בכל הגוף.

den Gebrauch der Bezeichnungen etwaigen verhängnisvollen Mißverständnissen vorgebeugt werde. Auch dem Asaf stehen nur diese Ausdrücke zur Verfügung; wendet er sie derart an, daß kein Mißverständniß obwalten kann?

Asaf war sich der Schwierigkeit vollauf bewußt und mußte darum die anatomische Lage des fraglichen Organs zumeist mit näheren Bezeichnungen bestimmen. Daher sagt Asaf p. 47: הקרב העליון הנקרא איסטומכום und p. 258: הבטן העליון הוא מרום המיעים הנקרא איסטומכום. Beidemal erklärt er seinen Terminus mit dem griechischen στόμαχος, welches Wort nur seit neuerer Zeit den Magen bezeichnet, hingegen bei den Griechen nur den Magenmund bedeutete, welcher Bedeutung eben das Adjektiv עליון Rechnung trägt. Dieser Gleichung entsprechend sollten קרב und בטן ohne das Adjektiv den Magen selbst bedeuten; auf קרב stimmt die Folgerung, es bedeutet durchwegs den Magen, den Ort, wo die Speisen „gekocht“ werden, aber das בטן für sich bedeutet nie den Magen, sondern den Bauch, den ganzen Raum, worin sich die Därme befinden;[1]) dieser Raum ist die Bauchhöhle [חדרי הבטן p. 28], die infolge gewisser Krankheiten anschwillt [p. 247: להתנפח בטנו], oder wo sich schadhafte Säfte ansammeln, welche die Därme vernichten [p. 256: הקיויות המים הרעים בבטן הממסים את המיעים]; diese im Hohlraum angesammelten Säfte und das schadhafte Phlegma können durch Purgierung abgeführt werden, daher wird auf Purgierung der Därme auch der Ausdruck „Bauchwaschen“ [p. 243: לכבס הבטן] angewendet, und es ist kein Pleonasmus, wenn Asaf die Ausdrücke הילוך הבטן Diarrhoe des Bauches und הילוך המיעים Diarrhoe der Därme nebeneinander [p. 255] gebraucht, oder wenn er bei einer hochgradigen Verstopfung ein solches Purgiermittel anordnet, dessen Kraft nicht nur auf die Därme, sondern auch auf die Bauchhöhle wirken kann [p. 296: כי קרביו מלאים דומן וגלל ויתיבשו מרוב החום . . . השקיהו מרק התאינים עד לכת בטנו]. Unter בטן ist jedoch nicht die ganze Bauchhöhle zu verstehen, sondern nur der Teil, der oberhalb des Nabels ist,

[1]) Auch Galen, De Alimentorum Facultatibus. I. 1 (ed. Kühn VI. p. 467) meint: etiam intestinarum substantiam nomine ventris complectimur.

der untere Teil heißt stets תחתית הבטן [p. 259] oder gar ausdrücklich הבטן התחתון מתחת לטבור [p. 5]. Die Bauchhöhle wird durch die Bauchwand abgegrenzt, die aus zwei Häuten besteht [p. 284: מוגל וטרי בין שני הקרמים בין קרם העליון לתחתון] und welche עור הבטן Bauchfell genannt wird. Daß dieser Ausdruck wirklich das Bauchfell bezeichnet, ist dadurch bewiesen, weil Asaf die Hippokrates'sche Aphorisme II. 35: „In allen Krankheiten ist es besser, wenn die Nabelgegend und der Unterleib [τὰ περὶ τὸν ὀμφαλὸν καὶ τὸ ἦτρον] wohlgenährt ist," auf folgende Weise wiedergibt [p. 250]: אם חפצת לבחון אם ימהר להרפא שלח ידך למישש ולאחוז בעור הבטן אם ראית כי היא עב וישמן אל תירא; jedoch trotz dieser zweifellosen Feststellung übersetzt Asaf auch das Hypochondrium mit עור הבטן, indem er das c. VII. des Hippokrates'schen Prognostikon: οἴδημα δὲ ἐν τῷ ὑποχονδρίῳ mit אם ראית בעור הבטן נפוח מקום wiedergibt, und wo Hippokrates [Aphor. IV. 64] ὑποχόνδριον τὸ δεξιὸν sagt, dort spricht Asaf [p. 264] von עור הבטן מצד הימיני נוכח הכבד und diese letztere Stelle beweist, daß Asaf unter Bauchfell auch das angrenzende Hypochondrium verstanden hat. Denn es handelt sich dort um den Fall, wenn bei anhaltendem Fieber auch Gelbsucht auftritt. Da soll der Arzt das rechte Hypochondrium [sc. Bauchfell] untersuchen, ob keine Verhärtung in der Leber- und Gallengegend zu spüren ist.

Die Bezeichnung der Därme ist stets מיעים [מעים] manchmal aber auch קרבים. [z. B. p. 296: כל הרומן הנעצר בתוך קרביו], welche Ausdrücke jedoch öfters auch nebeneinander auftreten; daß durch die Erwähnung beider Ausdrücke nicht zwei verschiedene anatomische Begriffe bezeichnet werden wollen, ist daraus ersichtlich, daß Asaf [p. 245] die Hippokrates'sche Aphorisme I. 15: αἱ κοιλίαι χειμῶνος καὶ ἦρος θερμόταται φύσει, wo nur von den Därmen gesprochen wird, mit beiden Ausdrücken übersetzt: כוח הקרבים והמעים בימי החורף והאביב חמים הם. Von der Einteilung der Därme wurde schon oben p. 55 f. gesprochen.

VI.

Asafs Physiologie.[1])

Alles Entstehen und Vergehen ist eine Neumischung und eine Entmischung der vier Grundelemente, aus welchen sich die ganze körperliche Welt aufbaut. Diese vier Elemente oder Wurzeln der Dinge, auf welche zuerst Empedokles [Aristoteles, Metaphysik I. 4. V. 4.] hingewiesen hat, sind: Feuer, Wasser, Luft und Erde, deren Eigenschaften durch Wärme, Feuchtigkeit, Kälte und Trockenheit derart in Erscheinung treten, daß ein jedes der Elemente zwei Eigenschaften besitzt: das Feuer ist warm und trocken, das Wasser ist kalt und feucht, die Luft ist warm und feucht, die Erde ist kalt und trocken.

Auch der menschliche Körper besteht aus der den Grundelementen der Schöpfung entsprechenden Wärme, Feuchtigkeit, Kälte und Trockenheit [p. 3], deren Träger dem Feuer entsprechend die rote Galle [מרה אדומה], der Erde entsprechend die schwarze Galle [מרה שחורה], dem Wasser entsprechend das Phlegma [ליחה] und der Luft entsprechend das Blut [דם] ist [p. 32]. Das Organ, der Sammelort [מקוה] der

---

[1]) Von hier ab werden die sich öfters wiederholenden Literaturangaben auf folgende Weise abgekürzt: Bar Bahlul, Lexicon Syriacum, ed. Duval. Paris 1888. = BB; Budge, Syriac Anatomy Pathologie and Therapeutics, or The Book of Medicines. I - II. London 1913. = Budge; Galenus, De Simplicium Medicamentorum Temperamentis, ed. Kühn, Bd. XI und XII. = Galenus; Kanon des Avicenna hebr. übersetzt, ed. Neapel 1492. = Kanon; Leunis, Synopsis der Pflanzenkunde[3]. Hannover 1883 -86. = Leunis; Löw, Aramäische Pflanzennamen. 1881. = APf.; Löw, Pflanzennamen bei Raschi [Berliner-Festschrift. Frankfurt a. M. 1903] = Pf. bei R.; Mayer, Geschichte der Botanik I—IV. Königsberg 1854 - 57. = Mayer; Papadopoulos, Glossarion Ebraiohellenikon [Harkavy-Festschrift, St.-Petersburg 1908] = Papadopoulos; Payne Smith Thesaurus Syriacus. Oxonii 1879—93. = PS.; C. Plinii Secundi Naturalis Historiae Libri, ed. Mayhoff. Lipsiae 1892—907. = Plinius; Steinschneider, Donnolo. Berlin 1867. = Donnolo; Steinschneider, Heilmittel der Araber, in WZKM. Bd. XI--XIII. = HA; Steinschneider, Abu's Salt und seine Simplicia, in Virchows Archiv, Bd. 94. = Abus Salt.

roten Galle ist die Gallenblase unterhalb des Herzens, das des Phlegma ist in der Lunge, der schwarzen Galle ist die Milz und das des Blutes die Leber[1]) [p. 7]. Das Verhältnis dieser Elemente stelle man sich auf folgende Weise vor: durch die Luft lodert das Feuer in Flammen auf und die Bewegung der Luft regt auch das Wasser zu hohen Wellen an; das Wasser löscht das Feuer aus, aber mit der Erde vermengt sich das Wasser; die Erde unterdrückt das Feuer, aber durch die Luft wird die Erde zerstoben und zerstreut; das Feuer kann ohne Luft nicht brennen und es hat ohne Erde keine feste Unterlage; auch das Wasser hat ohne Erde keinen Halt und könnte sich ohne Luft nicht bewegen; aber auch die Erde könnte das viele Wasser ohne das Feuer, welches die Feuchtigkeit trocknet, nicht ertragen. So sind die vier Elemente auf einander angewiesen, und wenn sie harmonisch zusammenwirken, jedes in festgesetzten Grenzen das eigene Gebiet beherrscht, ist der Körper gesund, hingegen führt eine Störung des Gleichgewichts nach dem Maße der Störung verschiedene Krankheiten herbei [p. 34]. Und die Natur hat auch schon dafür gesorgt, daß in den einzelnen Körpergegenden je zwei Elemente von entgegengesetzter Wirkung einander im Gleichgewicht halten mögen. In dieser Beziehung besteht der Körper aus vier Hauptteilen: 1. der erste Teil ist der Kopf, wo der Sitz des Gehirns ist, welches einem König in seinem Palaste gleicht und über den ganzen Körper herrscht; die Kraft des Gehirns ist sehr warm, hingegen die des aus dem Gehirn in den Körper fließenden Phlegma ist sehr kalt; die trockene Wärme des Gehirns würde den Körper zugrunde richten, wenn die kalte Feuchtigkeit des Phlegma keine Gegenwirkung ausübte, während beide in rechtem Maße zusammenwirkend zum Wohle des Körpers dienen. 2. Der zweite Teil reicht vom Hals bis zum Nabel,

[1]) Auch diese Auffassung zeugt für das hohe Alter des Asaf-Buches, denn die Araber versetzen schon den Sitz des Blutes ins Herz [Schahrastani, Religionsparteien und Philosophenschulen. Halle 1850. II p. 148], welche Ansicht durch Gerson ben Schelomoh [ספר שער השמים. Warschau 1875. p. 68 b] schon als Sondermeinung des Maimuni verzeichnet wurde: הדם מקורו בכבד ובספר הפרקים כתוב כי הלב הוא מקור הדם.

und diesen Teil beherrscht die Leber, die wie ein König über die Eingeweide gesetzt ist und durch sie wie von einem Feuerherde erwärmt wird. Die Kraft der Leber, die sehr warm und feucht ist, wird durch die Kälte der an ihr hängenden Galle parallelisiert, und würden diese beiden einander im Gleichgewicht nicht halten, so würde entweder die Kälte der Galle, oder die Wärme der Leber den Körper zugrunde richten, hingegen zusammenwirkend und einander ergänzend vermag die mäßig erwärmende Kraft die Speisen zum Wohle des Körpers garzumachen. 3. Der dritte Teil reicht vom Nabel bis zum Os sacrum, in welchem Teil die Nieren die Herrschaft führen. Die Kraft der Nieren ist sehr warm, und die Wärme der rechtsseitigen wird noch erhöht durch die Nachbarschaft der Leber, hingegen die der linksseitigen wird durch die Kälte der Milz gemäßigt, und beider Wärme wird durch die Kälte der unter ihnen befindlichen Harnblase unterdrückt; ohne diese Gegenwirkung der Milz und der Harnblase würde die Wärme der Nieren den Körper vernichten, und andererseits ohne die mäßigende Wärme der Nieren würde die Kälte der Milz und der Harnblase auf den Körper schädigend einwirken, jedoch durch beiderseitige Gegenwirkung erhalten sie den Körper. 4. Der vierte Teil reicht vom Os sacrum bis zur Fußsohle, welcher Teil ganz voll ist, keine Höhlungen hat, nur ist er von Adern durchnetzt, welche das Blut leiten, und das Fleisch ist von Phlegma durchtränkt; die Wärme des Blutes und die Kälte des Phlegma halten sich hier im Gleichgewicht und erhalten das Wohl des Körpers, hingegen durch etwaiges Übergewicht des einen werden verschiedene Krankheiten erregt [p. 6].

So hat Asaf auf Grundlage der griechischen Anschauung über die vier Elemente des menschlichen Körpers sein physiologisches System aufgebaut, welches System bei Erklärung der Elementen-Harmonie im Menschen nicht nur auf den embryonalen Zustand, sondern selbst auf die Elementen-Disposition der Eltern zur Zeit der Kohabitation zurückgreift.

Die Empfängnis geschieht, wenn bei der Kohabitation das Sperma des Mannes mit dem des Weibes von der Größe einer idumäischen Gerste[1]) vermischt, in den Uterus gelangt; von diesem Augenblicke an schließt sich der Uterus, in welchem das Embryo im Verlaufe von vierzig Tagen zur geschlechtlichen Entwicklung gelangt;[2]) bis zu neunzig Tagen entwickeln sich die Knochen und die Adern; bis zu hundert und sieben Tagen krustet sich auch die Haut über das Embryo und da beginnt auch schon das Haar zu wachsen. Die ganze Schwangerschaft dauert volle neun Monate, den Monat zu dreißig Tagen, den Tag zu vierundzwanzig Stunden gerechnet; somit dauert die Schwangerschaft zweihundertsiebzig Tage, oder sechstausendsiebenhundertsiebenundfünfzig Stunden[3]) [p. 9]. Die Sehnen und Adergefäße, die Knochen und Glieder, das Gehirn und Mark entwickeln sich aus dem Sperma des Vaters, hingegen das Fleisch, Blut und die Haut finden ihren Ursprung in dem Sperma der Mutter;[4]) Geist, Seele und Vernunft sind Gottes Gaben [p. 5]. Die Disposition der Elementen-Harmonie wird aber schon durch die Zeit der Kohabitation bedingt; denn wenn die Empfängnis in den ersten drei Stunden des Tages, oder der Nacht [zwischen 6 und 9 Uhr nach unsererer Stundenrechnung] geschieht, so ist im Menschen das Blut vorherrschend, daher

---

[1]) שערה אדומה Tosifta Terumoth, ed. Zuckermandel v. 7 שעורים אדומיות [סורי] Löw, APf. 278 erklärt den Namen damit, daß die eigentliche Gerstengegend der Süden Palästinas war.

[2]) Diese präzise Angabe von vierzig Tagen stellt unsern Asaf in auffallenden Gegensatz zur griechischen und jüdisch-traditionellen Anschauung, wonach die Vollendung der männlichen Geschlechtsentwicklung in kürzerer Zeit geschieht, als die der weiblichen. Siehe hierüber Preuss, Biblisch-Talmudische Medizin. p. 451 f. und Hippokrates (bei Fuchs I. pp. 217 und 283).

[3]) Die Rechnung stimmt freilich nicht. Auch bei Meir Aldabi [ס' שבילי אמונה p. 74b] findet sich ein solches falsches Rechenexempel, wo die Dauer der Schwangerschaft nach der Ansicht Galens mit 271 Tagen, oder 6504 Stunden angegeben wird. וכתב גלינוס כי עיבור ימי האשה הוא תשעה חדשים שלימים מספר ימי הירח שלשים יום והיום כ״ד שעות נמצא מספר הימים רע״א ימים ומספר השעות ששת אלפים ות״ק וד׳ שעות.

[4]) Galenus, De Elementis (ed. Kühn I. p. 494) II. 2 sagt: quod omnes sanguineorum animantium partes ex matris sanguine gignantur, jam satis omnibus constat.

bewirken den Samenerguß die durch Blut beherrschten Organe, wodurch Wärme und Feuchtigkeit den Charakter des Samens bilden, infolgedessen im entstehenden Körper das ganze Leben hindurch eine Disposition zu solchen Krankheiten vorhanden sein wird, deren Erreger die überwiegende Wärme und Feuchtigkeit ist. Geschieht die Empfängnis zwischen 10 und 12 Uhr des Tages oder der Nacht, wo im Menschen die rote Galle vorherrscht, so werden durch den Samen in den entstehenden Körper die Folgen der überwiegenden Galle als Krankheitserreger übertragen. In den Stunden zwischen 1 und 3 Uhr ist die schwarze Galle im Menschen vorherrschend, der Samenerguß geschieht unter der Wirkung ihres Vorranges, daher wird auch in dem entstehenden Körper stets die den Charakter des Samens bildende schwarze Galle der Krankheitserreger sein. Geschieht endlich die Empfängnis zwischen 4 und 6 Uhr, wo das Phlegma im Menschen überwiegt und daher auch auf den sich ergießenden Samen seinen Charakter überträgt, so wird im Körper zu jeder Zeit eine Disposition zu den durch das Phlegma verursachten Krankheiten erkennbar sein [pp. 9—11].

Das Phlegma beherrscht den Körper von der Höhe, vom Gehirn aus, und von da zieht es durch die Wirbelsäule bis zum Os sacrum und in die Rippen, aus welchen es sich in die Brusthöhle verteilt, und weil das Phlegma aus dem Gehirn entsteht, darum hat es auch die Übermacht über die drei anderen Elemente [p. 23].

Denn der Sitz der Vernunft ist im Gehirn, welches von der Lebensseele genährt wird,[1]) die aus ihrem Sitz, aus dem Herzen, durch die Adern in den ganzen Körper überall hingeführt wird, indem sie vorerst aus dem Herzen ins Gehirn hinauf und von dort aus in die untersten Teile des Körpers geleitet wird[2]) [p. 11].

[1]) Asaf hat nur den Ausdruck נפש, worunter er gewiß die animalische Kraft versteht, deren Sitz nach Aristoteles und den arabischen Aristotelikern und auch nach Galen im Herzen ist. Siehe Dieterici, Die Anthropologie der Araber, p. 8. Avicenna, Kanon I. 6. 1.

[2]) p. 11: הלב הוא מקור הנפש משם תעלה הנפש אל חדרי המוח אשר בראש ומשם תרד אל חדריה אשר בתחתית הגוף. — p. 4: הלב שם חוקת

So zieht durch den ganzen Körper das die Lebensseele darstellende Blut, dessen Sitz die Leber ist, welche mit dem die rote Galle enthaltenden Gallensack verbunden ist; dieser Gallensack hat zwei einander entgegengesetzte Öffnungen: durch die eine zieht die Leitung der roten Galle hinauf zum Gehirn und durch die andere in den Unterleib [p. 48] bis in die Nähe der Nieren, wo das Herrschaftsgebiet der schwarzen Galle ist, mit welcher sich da die rote vermischt und dann mit ihr vereint im ganzen Körper umherzieht [p. 20].

Der Sitz der schwarzen Galle ist die Milz, die wie ein mit kaltem Wasser gefüllter Schwamm [ספוג] auf der linken Seite des Körpers eine Gegenwirkung gegen die auf der rechten Seite wirkende Leber-Wärme ausübt. Der Milzschwamm saugt das Wasser, welches man trinkt, in sich auf, und bewahrt dessen feuchte Kälte wie in einem Behälter, denn das Phlegma bildet um die Milz eine hautartige Kruste, die das Wasser nicht durchläßt, welches nur durch die einzige Ader, die in den Unterleib führt, abfließen kann [p. 48].

Die schwarze Galle wird durch eine Ader in die linke Niere, die rote Galle durch eine Ader an der Seite der Leber in die rechte Niere, und das vom ganzen Körper in das Os sacrum geleitete Phlegma wird durch zwei Adern in die beiden Nieren abgeführt, von welchen sie sich insgesamt in die Harnblase ergießen [p. 49].

Diese sind die Organe, durch welche, und die Wege, auf welchen das harmonische Zusammenwirken der vier Grundelemente den normalen Bestand des Körpers ermöglicht. Zur Erhaltung und Förderung des Körpers durch Zuführung frischen Materials an die Stelle der verbrauchten Elemententeile dienen die Atmungs- und Verdauungsorgane.

Das Atmungsorgan ist die Lunge, die mit ihren beiden Flügeln links das Herz und rechts die Leber überdacht [p. 47]. Die Lunge ist der Sitz des Lebensgeistes[1]) (des Pneuma),

הנפש. — p. 4: הגידים המושכים בבשר להשקות את הנוף להוליך את הנפש
בהם בכל הבשר.

[1]) Asaf hat den Ausdruck רוח und dachte auch damit an die animalische Seele.

der durch die Luftröhre auf- und niedersteigt und von der Lunge ins Herz zieht, von wo aus er mit dem Blut in den ganzen Körper geführt wird [p. 13].

Das Verdauungsorgan ist der Magen und das Darmnetz. Nachdem die Speisen durch die Mühlsteine der Zähne gemahlen wurden, führt sie die Speiseröhre zum Stomachos (Magenmund) [p. 13], wo sie noch feiner gemahlen werden[1]) [p. 47], um im Magen mit Hilfe der angrenzenden Leber-Wärme leicht gekocht[2]) zu werden [p. 25]. Die Aussonderung der in den Speisen enthaltenen Kräfte vollziehen die Därme.[3]) Vom Magen kommt die Speise in den Darm, der „Mutter der Zwölf" heißt, von hier in den „Fast-Darm", der aus den Speisen die Nahrung für die Leber, d. h. für das Blut aussondert; was nach dieser Aussonderung bleibt, das zieht in den „dünnen Darm", woran der „Blinddarm" hängt, von hier in den Kolos, der eine Wendung nach links nimmt, um in den breiten „Kette" genannten Darm [הנקרא שרשור והוא נקרא לוגדיון λογάδιον? aus λογάς-electus, Aussonderung, der Darm, der den Kot abführt] zu übergehen, durch welchen der Kot abgeführt wird; zwischen den beiden Lenden zweigt sich der κηκίς ἀμὶς genannte Darm ab, der aus den Speisen die überflüssigen Säfte aussondert und sie durch die Nieren in die Harnblase ergießen läßt [p. 69].

Von den Sinnen, als einheitlichem Begriff und gesonderter Kategorie der Wahrnehmungsorgane spricht Asaf nicht, die Fünfzahl der Sinne findet in seinem System noch keine Erwähnung, und wenn diese Erscheinung einen genügend festen Grund für die Annahme eines hohen Alters bietet [vgl. Kaufmann, Die Sinne p. 35], so muß das Asaf-Buch weit in die vorsaadjanische Zeit verlegt werden. Er spricht wohl von den Organen der Wahrnehmung, faßt sie aber nicht in die einheitliche Fünfzahl und hat auch noch keinen Terminus

---

[1]) איסטומכום הוא הריחים הטוחן את המאכל אחרי אשר יטחן בפה ובשינים.

[2]) Auch Galenus, De Usu Partium (ed. Kühn III, p. 284 IV. 8. sagt: ventriculus coctionis instrumentum est.

[3]) Vgl. oben p. 56.

für die Sinne.[1]) Die Augen sind die Lichter des Körpers und auch die Lichter des Herzens [מאורות הגוף וגם המה מאורות הלבב], durch sie gelangt das Herz zum vernünftigen Erschauen, und auch das Auge kann ohne die Vernunft des Herzens nicht richtig sehen. Die Nase ist der Türhüter des Gehirns [שוער למוח כשומר הסף לפני המלך], durch sie steigen die guten und schlechten Gerüche ins Gehirn, und durch sie werden die überflüssigen Säfte des Gehirns abgeführt. Die Ohren sind die Verständigungsorgane des Körpers [מבוננות הגוף], sie hören alles und teilen es dem Herzen mit. Die Lippen sind die Sprachorgane des Herzens [מליצי הלב], und die Zunge ist der ausgesandte Bote [ציר שלוח] um die Gedanken des Herzens den Lippen mitzuteilen. Die Vorderzähne [השיניים] sind die Mauer des Mundes und der Zaun der Zunge, und die Backenzähne [הטיחנות] sind die Mühlsteine, welche die Speisen für den Körper mahlen [p. 13 und pp. 52--54].

Alle Organe des menschlichen Körpers besitzen eine in ihrer Naturanlage liegende und mit den Elementen korrespondierende Eigenschaft, wodurch sie die Gesamt-Harmonie der Elemente fördern, oder sie durch ihr Uebermaß stören. Die Knochen sind in ihrer Naturkraft kalt und trocken, das Gehirn und Mark kalt und feucht, die Blutgefäße warm und feucht, das Haar warm und trocken, die Leber warm und feucht, der Magen warm und trocken, die Lenden kalt und trocken, die Harnblase kalt und feucht, die rote Galle warm und trocken, die schwarze Galle kalt und trocken, das Phlegma kalt und feucht [p. 19].

Aber nicht nur die einzelnen Körperteile besitzen ihre den Elementen entsprechenden eigenen Kräfte, sondern auch in ihrer Gesamtheit nach den verschiedenen Altersstufen: die kleinen Kinder sind warm und feucht, die Jünglinge

---

[1]) Der Ausdruck תועפות, den Kaufmann, l. c. p. 39 für die Sinne im Asaf-Buch zu entdecken vermeinte, kommt bei Asaf als Gesamtbezeichnung der Sinne, oder selbst im Zusammenhang mit den Sinnen überhaupt nicht vor; ein einzigesmal wird das Wort erwähnt, aber auch dort nur auf die Adern angewendet: גידים הם התעלות המושכות הדם ללכת בהם בכל הגוף וכולם נשויים ותלויים תעופית הם הסובלים והנושאים לכל דבר.

warm und trocken, die in den mittleren Jahren warm und mäßig trocken, die Alten kalt und feucht, die über die Sechzig sind kalt und trocken [p. 19].

Diese körperliche Naturanlage muß jedoch, um die Elementen-Harmonie zu bewahren, auch die Naturkräfte der Jahreszeiten beachten, denn der Winter ist kalt und feucht, der Frühling warm und feucht, der Sommer warm und trocken, der Herbst kalt und trocken [p. 8], und auch die Winde nicht außer Acht lassen, denn der Ostwind ist warm und trocken, der Westwind kalt und feucht, der Südwind warm und feucht, der Nordwind kalt und trocken[1]) [p. 9 und 18].

Außer diesen sphärischen Einflüssen hängt die Elementen-Harmonie des Körpers von der Naturkraft der Nahrungsmittel ab. Diese sind zumeist schon an ihrem Geschmack zu erkennen: alles Süße ist warm und feucht, alles Bittere ist warm und trocken, alles Sauere ist kalt und feucht und alles Scharfe ist kalt und trocken [p. 18]. Unter den die Elementen-Harmonie des Körpers fördernden Nahrungsmitteln sind das Wasser, die Milch, das Fleisch und die Frucht-, Getreide- und Gemüse-Arten zu beachten.

Ursprünglich war alles Wasser auf der Erde von gleicher Art, alles war süß und klar und rein, von Gott zur Erfrischung aller Lebewesen bestimmt; gleich war alles Wasser, welches sich aus der Quelle im Paradiese verzweigte, an Farbe, an Geschmack und an Wirkung. Erst mit dem Sündenfall des Menschen ist das Wasser bitter, süß, salzig, leicht, schwer oder schlecht (schädigend) geworden und hat auch dem Geschmack entsprechend verschiedene Farben ange-

[1]) Galenus, De Humoribus (ed. Kühn XIX. p. 485) sagt über die Korrespondenz der Urelemente, der Humore und Jahreszeiten: Elementa, ex quibus constat mundus, sunt aer, ignis, aqua et terra. Tempestates autem, ex quibus annus constitutur, ver, aestas, hiems atque autumnus. Humores vero sunt bilis, sanguis, pituita et humor melancholicus, ex quibus animantia componuntur et homo. Omnia autem humiditate, calore, siccitate et frigore contemperantur. Sanguis enim et aer et ver sunt calida et humida; bilis autem flava, aestas et ignis sunt calida et sicca; humor vero melancholicus, terra et autumnus sicca et frigida sunt; pituita autem et aqua et hiems quoque frigida sunt et humida.

nommen. Die Gewässer des Nabels der Erde, d. h. des heiligen Landes, sind alle süß und gut und angenehm und dem Körper leicht, denn sie sind auf lieblichen Bergen und heiligem Boden, der süßen Geschmackes ist und auch alle seine Kräuter, Gewächse und Gräser sprießen zum Heil und Segen hervor, darum sind auch seine Gewässer leicht, um die Gesundheit und Heilung aller Körper gegen Plage und Krankheit zu fördern. Die Flüsse, welche vom Süden heraufziehen und mit den großen Strömen vereint sich in das Mittelländische Meer ergießen, sind nahe zum Meere voll von allen Arten Gewürm, welche durch die Strömung getötet und auch über die Ufer geschwemmt werden. An diesen Stellen ist das Wasser schädlich, verursacht viele Krankheiten, und wer es trinkt, leidet besonders an der Galle und an Kopfschmerzen. Das Wasser, welches von Norden gegen Süden zieht, überschwemmt die Erde, berührt den Unrat der Oberfläche und spült den Absatz der Wasser-Ansammlungen, welche sich lange hielten, und dadurch den Geschmack verloren und üblen Geruch angenommen haben; wer es trinkt, bekommt Hitzfieber, oder Schüttelfrost, oder Gelbsucht, oder Diarrhoe, oder Milzleiden; je langsamer solches Wasser fließt, desto mehr ist es schädlich. Das Wasser, welches sich in Gruben, Teichen, Schluchten und Höhlen, oder an Orten, von wo es keinen Abfluß hat, ansammelt, ist schadhaft, denn auf der Oberfläche ist das Grüne, auf dem Grunde befindet sich Kot und Unkraut, und das Wasser ist voll von kleinen Würmern; wer es trinkt, dessen Bauch und Milz schwellen auf und er erleidet böse Krankheiten. Regenwasser, wenn es gleich aufgefangen und in ein reines Gefäß verschlossen wird, ist das allerbeste Wasser für den Körper. Schnee- und Eiswasser sind zwar zum Trinken süß, aber sie erregen Husten, verdichten den Schleim und verursachen Schmerzen in den Seiten und in den Nieren. Quellwasser, welches aus dem Staub hervorquillt, verursacht Würmer in den Gedärmen und erregt auch sonst Krankheiten. Quellwasser, welches aus Felsen, Schluchten, Steinen hervorfließt, ist gut, besonders wenn es über steinigem Boden fließt, und je größer der Weg, den es auf solchem Boden getan, desto besser, weil es leichter wird. Das Wasser, welches von Osten gegen Westen fließt, erregt, solange der Westwind herrscht, Husten und Brustschmerzen; das Wasser jedoch, welches von Westen gegen Osten fließt, ist nicht so hart, denn die Sonnenwärme erweicht es und es bleibt leicht und angenehm, selbst wenn es noch so kalt wird.[1]) Das Wasser, welches von hohen Bergen und Felsen fließt und am Fuße des Berges auf Steinen und Kieseln weiterzieht, ist leicht und nicht verdorben; hingegen das Wasser, welches aus staubiger oder lehmiger Erde hervorquillt und Pfützen bildet, ist verdorben. Wenn man auf der Spiegelfläche des Wassers wie grünes oder gelbes Oel sieht, so enthalte man sich seiner, denn es ist sehr schädlich. Das Wasser, welches aus lehmiger Erde hervorquillt, erregt bei solchen, die an solches Wasser nicht gewöhnt sind, Fieber. Das Wasser, welches aus schwefliger Quelle hervortritt, trocknet den Schleim, nützt aber gegen jedweden Aussatz, und es gibt unter solchen Wassern manche Arten, welche als Abführmittel und Appetiterreger von guter Wirkung sind. Unter allen Wasserarten haben schon die ältesten Weisen das Tauwasser für das allerbeste gefunden. Das Wasser, welches aus silberhaltiger Erde hervorquillt, ist sehr schädlich; das aus eisenhaltiger Erde ist gegen Milzleiden und Gelbsucht gut; das aus kupferhaltiger Erde ist denen, die daran nicht gewöhnt sind, wie tötliches Gift [pp. 55—57].

Die Milcharten, welche unter den Nahrungsmitteln zur Sprache kommen können, sind folgende: Die Kuhmilch ist süß, fett und angenehm, ist das Haupt aller Milcharten, dient bei allen Krankheiten zum Vorteil des Körpers, erfrischt

[1]) Auch hier ist dieselbe Umsetzung der Himmelsgegenden bemerkbar, wie oben, p. 23. Hippokrates, Über Luft, Wasser und Örtlichkeit (cap. 7) sagt: Diejenigen Gewässer, deren Quellen nach Osten zu liegen, sind die allerbesten, — hingegen am schlechtesten sind jene, welche nach dem Südwesten zu, zwischen dem winterlichen Auf- und Untergange der Sonne liegen (ὁκόσων μὲν αἱ πηγαὶ πρὸς τὰς ἀνατολὰς ἔχουσι, ταῦτα μὲν ἄριστα ... φαυλότατα δὲ τὰ πρὸς τὸν νότον καὶ τὰ μεταξὺ τῆς χειμερινῆς ἀνατολῆς καὶ δύσιος).

das Fleisch und macht die Beine markig, kräftigt das Herz, hebt die Hagerkeit und Trockenheit des Körpers auf. Die Ziegenmilch ist schwerer als die Kuhmilch, neigt zur kühlenden Wirkung, vermehrt den Schleim, drückt die Hitze des Körpers nieder, verdichtet das Gehirn und macht die Knochen markig. Die Kameelmilch ist erwärmend und trocken, hat salzigen Geschmack, ist für den Körper leicht, nützt gegen die Winde in den Gedärmen, verringert den Schleim, löst die Anschwellung des Bauches und der Füße, treibt die Wassersucht und die Würmer in den Gedärmen ab, nützt gegen Diarrhoe und gegen alle Unterleibschmerzen; wenn sie aber sauer wird, so steigert sich der salzige Geschmack und da wirkt sie nachteilig auf die Galle und das Blut. Schafmilch ist süß, leicht und feucht, sie drückt die Erregung der Galle nieder, erweicht die steifen Glieder, aber zur Zeit, wo die Herde frisches junges Gras weidet, vermehrt sie die Winde in den Gedärmen, wo jedoch das Gras trocken ist, da ist sie erwärmend. Die Frauenmilch ist wie der Lebensbaum für den Körper und die Seele, sie kräftigt das Herz, heilt die Augen, ist auch als Gegengift wirksam. Die Büffelmilch[1]) ist schwerer als die Kuhmilch, nützt aber gegen Erkrankung der Nieren, ist erwärmend, kräftigt die Galle und das Blut, vermehrt den Schleim, öffnet verstopfte Adern; ihr Fett und ihre Butter ist leichter, als die der Kuhmilch. Die Eselinnenmilch ist gut für Lungenkranke, Schwindsüchtige, an Asthma Leidende und die, die von einem Herzfehler behaftet sind. Die Schafmilch ist im Sommer erwärmend und leicht, erwärmt die Nieren und ist mäßig abführend; ihre Butter ist fetter, als alle übrigen Butterarten.

Was die Wirkung der sauren Milch anbelangt, so ist zu wissen, daß die saure Kuhmilch den Nieren, dem Unterleib, den Gedärmen gut tut, sie kräftigt den Bauch und macht den Körper fett, drückt die Kälte nieder, ohne dem Körper dadurch zu schaden und heilt auch Herzklopfen. Die Butter solcher Kühe, welche keine Arbeit verrichten, ist sehr gut,

---

[1]) p. 30: חלב פרות בר שהן פרות הבשן הנקראות נמש. Bar Bahlul 466: נמש = arab. נאמיש. PS. 681: נימיש bos bubalus.

gibt dem Körper eine Widerstandskraft gegen Vergiftung und gegen ansteckende Krankheiten, kräftigt das Herz, drückt den Schleim nieder, macht den Körper fett und ist für den Unterleib vorteilhaft; auch die saure Milch solcher Kühe ist gut für das Herz, sie vertreibt die Beklemmung und kräftigt den Bauch.

Stutenmilch nützt sehr gegen Krankheiten der Leber und der Nieren, sie ist auch leicht, denn sie hat keine Butter und kein Fett; überhaupt kann aus der Milch solcher Tiere, die keine gespaltene Klauen haben und nicht Wiederkäuer sind, keine Butter gewonnen werden. Frühere Weisen lehrten, daß Hundemilch gegen Verrücktheit und heftige Kopfschmerzen wohl tut, und daß sie Abortus bewirkt [pp. 29—32].

Die verschiedenen Fleischarten sind auch in ihrer Nährkraft verschiedenartig. Die frischen Fische sind schwer für die Gedärme, aber sie munden angenehm, machen den Körper üppig und vermehren den Schleim. Die gesalzenen Fische sind für den Körper schadhaft sie erregen Winde, schaden den Gedärmen, verdunkeln das Auge, erregen die Galle, verursachen Husten und sind den an Diarrhoe und Dysenterie Leidenden nachteilig. Die getrockneten Fische sind auch schadhaft, aber nicht in dem Maße, wie die gesalzenen. Am leichtesten zu verdauen ist das Fleisch solcher Fische, welche keine Schuppen haben. Was das Fleisch der Geflügel anbelangt, so ist zu beachten, daß das Fleisch der Wasservögel anfangs leicht, aber nachher schwer ist, es erregt die schwarze Galle, vermehrt die Winde und den Schleim und verursacht Beschwerden im Unterleib. Das beste und angenehmste ist das Fleisch der Hausvögel, wie das der Hühner, es ist leicht, weder kühlend noch erwärmend; unter diesen jedoch ist das Fleisch jener Hausvögel das gesündeste, welche sich selbst nähren und nicht durch Menschenhand gestopft werden; diese sind für den Körper viel schwerer. Unter den Vierfüßlern ist das Fleisch der Widder, der Schafe und der Lämmer erwärmend, feucht und leicht; das Fleisch der Ziegen ist weniger erwärmend, als das der Schafe, ist auch trockener und deshalb schwer für die Gedärme; das Fleisch der Rinder ist noch weniger erwärmend, daher schwer für den Körper, und weil es trocken ist, verursacht es Beschwerden im Unterleib; das Fleisch des Viches, welches zum Lasttragen verwendet wird, ist das leichteste, am wenigsten erwärmende, ist angenehm zum Essen und sättigt nicht sofort, denn es lastet nicht schwer auf dem Magen; das Fleisch der wild lebenden Thiere ist eher kühlend, als erwärmend, vermehrt die Winde, kräftigt den Bauch und ist sehr leicht [pp. 44—47].

Die verschiedenen Obst-, Getreide- und Gemüsearten nach ihrer heilbringenden oder schadhaften Kraft sind folgende [pp. 57—65]:

Die Uva passa (στάφις הענבים היבישים הצימוקים) führt den Schleim ab, tut den Gedärmen wohl, stärkt das Herz, stillt die Hitze der Galle, stillt Krämpfe und kräftigt den Bauch.

Die Frucht der Phoenix dactylifera (התמרים) ist erwärmend, tut dem Gemüte wohl, vermehrt den Schleim und das Blut und den Samen, regt die Winde im Körper an, und vertreibt Erschöpftheit und Mattigkeit.

Die Frucht des schwarzen Myrtus communis (ההדסים השחורים)[1]) treibt die Winde ab, tut dem Magen wohl, fördert den Stuhlgang und erleuchtet das Gesicht.

Der Pirus communis (האגסים) ist schwer, kühlt den Körper, verursacht Mattigkeit und löscht die Wärme des Magens.

Die Nux indica (Cocos nucifera אגוזים של ארץ הודו) ist fett und schwer, verhindert den Speichelauswurf und vermehrt den Schleim.

Die Cydonia vulgaris (ואספרגלים הם קידוניון ist säuerlich-süß, nützt dem Magen, löscht die Hitze des Blutes, der roten Galle, drückt das Fieber nieder und kräftigt den Bauch.

Das Origanum maru (הזיפים) ist kühlend, schwächt den Blutandrang, stillt die Galle und vermehrt den Schleim.

---

[1]) Sowohl nach Diosk. I. 155, als auch nach Plinius XV. 29 (37) ist die schwarze — angebaute — Myrte zum arzneilichen Gebrauch geeigneter, als die weiße.

Der Zizyphus Spina Christi[1]) (παλίουρος פרוסיר המדבר הם הנקראים נבקים) kräftigt den Bauch, stillt das Blut, vermehrt den Schleim und löscht die Hitze der Galle.

Der Pirus malus (התפוחים) ist kühlend, regt den Schleim an, treibt das Blut und die Winde im Körper und ist dem Unterleib schadhaft.

Das Sesamum orientale (השומשמין) ist mäßig erwärmend und fett, regt die Winde an, und da es nicht verdaut wird, so ist es für den Körper schwer; sein Öl stillt die schwarze und rote Galle und fördert den Stuhlgang.

Die Citrus medica (האתרוג), deren äußere Schale erwärmend, das Innere jedoch kühlend ist, vermehrt den Schleim, ist schwer für den Körper und schadhaft für den Unterleib; der Saft treibt die Winde, löscht die Galle und heilt Krämpfe; die Körner sind gegen Nierenschmerzen gut; das Öl, ins Ohr getropft, heilt Ohrenschmerzen.

Der Amygdalus communis (השקדים) treibt die Winde ab, ist weder kühlend noch erwärmend, wirkt gedeihlich auf den Körper; wer viel davon ißt, wird zornig, aber auch sein Mut wird gestärkt.

Die Ficus carica (התאינים) ist getrocknet süß, erwärmend und leicht, erweicht den Bauch und vermehrt die Winde.

Das sauere Punica granatum (הרימונים החמוצים) ist kühlend, löscht die Galle und verringert das Blut; das süße Punica granatum (הרימונים המתוקים) ist mäßiger kühlend, kräftigt den Bauch, vermehrt den Schleim, vermindert den Samen und ist für den Körper schwer.

Die Ficus-Art[2]), die in jedem dritten Jahr reift und schwarz und sauer ist (בנות שוח השחורים הנחמצים), erweicht den Bauch, ist kühlend und leicht, heilt Krämpfe und ist auch gegen Fieber gut; die Ficus-Art, die in jedem dritten Jahr

---

[1]) Asaf identifiziert פרוסיר mit נבקים; letzteres ist das arab. נבק = Z. s. Chr. — APf. 283. Steinschneider HA. 1941. Leunis II. 555. 2. Diosk. I. 92 nennt es παλίουρος. [Imm. Löw: פרוסיר המדבר = פרי סיר המדבר]

[2]) Auch der Talmud macht einen Unterschied zwischen schwarzen und weißen Feigen; Belege siehe APf. 335.

reift und weiß und süß ist [בנות ישוח הלבנים והמתוקים] ist gleichfalls kühlend, vermehrt den Schleim, und wer viel davon ißt, der bekommt starken Stuhlgang mit Fieber.

Der bittere Amygdalus (השקדים המרים) ist erwärmend, ist gegen Husten und Nierenleiden gut; sein Öl ist für vieles gut und gegen Kopfschmerzen heilsam.

Die Pistacia palästina (הבוטנים) ist erwärmend, fett und süß, schwer für den Körper und macht den Mund feucht.

Der Quercus (האלונים) ist kühlend und trocknend, kräftigt den Bauch, ist mäßig abführend, stillt aber Diarrhoe.

Die Frucht des Quercus: der Gallapfel (κηκίς[1]) (העפצים) fördert den Stuhlgang, stillt aber die Diarrhoe.

Das Belilegum[2]) (Terminalia Bellarica הבלילג) ist von derselben Wirkung.

Die Juglans regia (האגוזים) ist fett und erwärmend, nützt den Winden und der Kälte des Unterleibs, tut den Nieren wohl, erwärmt die rote Galle, vermehrt den Schleim, den Samen und das Blut.

Das Amilegum[3]) (אמלג Myrobalani Emblici) ist das Beste unter den Wurzeln gleicher Art; es löscht die Galle stillt Schmerzen, heilt Krämpfe und kräftigt das Herz.

Die Frucht der weißen Morus[4]) (פרי דתותים הלבן) kräftigt den Bauch, nützt gegen Fieber, löscht die Hitze der Galle, erhöht den Mut, heilt Husten, Atembeschwerde, und den Abfluß des Schleims.

Die Frucht der Amygdalus persica (פרי עץ הדרקונים) ist im Munde süß und angenehm, aber schwer für den Körper, vermehrt den Schleim, erregt Frostfieber, und wer viel davon ißt, ist nie ganz gesund.

---

[1]) Diosk. I. 146: κηκίς = καρπὸς δρυός.

[2]) APf. 130; Kanon II. 95: בלילג ובלטין בילירים. Steinschneider, Abus Salt 40: בלילג בליריקש = מירובאלני.

[3]) APf. 131; Kanon II. 14: אמלג ובלטין מירבולני... דטבע על דעת היהודי הוא חם ולדעת רבים קר soll der Kanon hiermit unseren Asaf gemeint haben?

[4]) Auch Diosk. I. 180 macht einen Unterschied zwischen der morus nigra und alba.

Die Prunus armeniaca[1] (הברקיקים) ist schadhaft und schwer für den Körper, erregt alle Arten von Krankheiten des Hitzfiebers und des Schüttelfrostes und verursacht auch Gelbsucht; aber das Öl davon ist gut gegen Ohrenschmerzen, gegen Aussatz und gegen Kopfschmerzen.

Die Ceratonia siliqua[2]) (החרובים) ist süß, erwärmend und trocknend, hält die Winde zurück, drückt den Schleim nieder, beherrscht die Galle, kräftigt den Bauch. Die Ceratonia, die in salzhaltigem Boden wächst und deren Frucht den Nieren des Lammes gleicht, stillt sofort die Diarrhoe.

Das Zingiber officinale [הזנגביל] ist erwärmend, kräftigt das Herz; das trockene ist wärmer und fetter, als das mit Honig gemischte.

Das Piper [פילפלין] ist erwärmend und leicht, es erregt die Winde; das Piper longum [פ' ארוכים] treibt die Winde ab und vermindert den Schleim.

Das Cuminum cyminum [כמון] ist erwärmend, stillt Schmerzen, macht Appetit, vermindert den Schleim, erhellt die Augen, löst die Dunkelheit der Augen, tut dem Magen wohl, löst den Speichel und kräftigt die Gedärme.

Das Ammoniakum (der Saft der Ferula communis זיעת הכלך הוא אמיניקון) löst die Verstopfungen, nützt der Milz und der Leber, stillt Schmerzen, fördert den Stuhlgang, treibt die Würmer aus den Gedärmen und tut auch der Gebärmutter wohl.

Die Aloë [הצבר הוא אלוי] ist erwärmend, nützt gegen Geschwülste und gegen die Podagra, fördert den Stuhlgang und erweicht den Magen; sie ist das Haupt aller Arzneimittel.

Das Sagapenum [סכפינון Gummiharz der Ferula persica] vermehrt den Samen, stillt die Winde und Schmerzen, heilt Fieber und löst die Dunkelheit des Auges.

---

1) Diosk. I. 165: Das ἀρμενίακον nennen die Römer πρεκόκκια (Aprikose).

2) החרובים הדומים לקרני עיזים Papadopulos 5: חרוב – ξυλοκέρατον (Johannisbrotbaum).

Das Foenum graecum[1]) [זרע תלתל הוא חולבה] vermehrt den Samen, erwärmt die Nieren, stillt die Winde heilt den Husten und die Kälte des Körpers.

Das Ammi[2]) [ניניא הוא ננכוואה והוא אמיוס] ist gut gegen Herzschmerzen, stillt die Winde, erwärmt den Magen, macht Appetit und stellt den Stuhlgang.

Die Capparis spinosa [האביונה הוא קפר] ist erwärmend, tut der Milz wohl, trocknet den Schleim, erregt die Galle, erwärmt den Körper, nützt dem Unterleib und der Gebärmutter; die Wurzel ist gegen Gifte gut.

Das Apium graveolens [זרע הכרפסים הוא סלינין] kräftigt den Magen, heilt Krämpfe, Fieber, Nierenleiden, tut dem Herzen wohl.

Der Raphanus sativus[3]) [הצנונות הם פוגלים], dessen Wurzeln gemischter Wirkung sind, indem ihr Aeußeres erwärmt, ihr Inneres jedoch kühlt, bläht den Bauch auf; die Blätter sind besser, als die Wurzeln, sie vermehren den Schleim.

Die Faba vulgaris [הפילים] ist erwärmend, vermehrt das Blut, erheitert die Seele, vermindert den Schleim, erhellt das Auge und läßt den Körper zunehmen.

Der Lathyrus sativus [הגלבון] ist kühlend, erregt die Winde und ist für den Körper leicht.

Die Vicia Ervilia [הכישנים] ist erwärmend und bittern Geschmacks, heilt den Husten, erregt die Galle und führt schweren Schleim von unten ab.

Die Lens esculenta [העדשים] ist kühlend, vermindert das Blut, fördert das Zunehmen des Körpers, festigt die Kraft und stärkt den Bauch.

Der Lupinus termis [התורמוסין] ist kühlend, löscht die Galle, treibt das Blut, macht Appetit, führt die Würmer aus den Gedärmen ab, ist gegen Milz- und Leberleiden gut, wie auch gegen inneren und äußeren Aussatz.

---

1) Kanon II. 268: חלבא ובלטין פינוגריקים — Teschuboth ha-Geonim ed. Harkavy (Stud. u. Mitth. IV. p. 23): בזר שבלילתא זרע תלתן בטיית חולבה.

2) Wird oft mit ננעא = נע:ע = Mentha verwechselt; siehe APf. 259.

3) Kanon II. 605: פגל ובלטין ראפאנוש הוא צנון.

Das Cicer arietinum [האפונים הם חמצים] ist erwärmend, tut den Nieren wohl, treibt den Schleim ab, ist gut gegen die Galle und Gelbsucht; wer dessen Saft mit Honig, Cinnamomum und Piper gekocht trinkt, wird nicht so bald krank.

Alles, was sauer ist, löscht die Hitze der Galle und des Blutes, ausgenommen die Punica Granatum (רימונים) und den Sumach [סומק].

Alles, was süß ist, vermehrt das Blut und den Schleim, ausgenommen das Triticum [חיטה], das Hordeum [שעורה] und die Oryza sativa [אורז].

Alles, was scharf ist, treibt den Schleim ab und erregt die Winde, ausgenommen das Piper longum [הפלפלין הארוכים] und das Zingiber officinale [הזנגביל].

Das Triticum [החיטה] ist erwärmend, kräftigt den Körper, festigt den Verstand, versüßt das Leben, ermutigt das Herz und stärkt die Seele.

Das Hordeum [השעורים] ist kühlend, erregt die Winde, tut der Lunge wohl, treibt Fieber und Durst fort, und kräftigt den Körper.

Die rote Oryza sativa[1]) [האורז האדום] ist leicht, mäßigt die Stärke des Blutes, kräftigt die Gedärme, trocknet den Schleim und festigt den Körper.

Die weiße Oryza sativa [האורז הלבן] ist schwerer und fetter als die rote; legt sich schwer auf den Magen und sättigt rasch.

Das Panicum miliaceum [הדיחאנין] ist kühlend und trocknend, ist denen, die an Diarrhoe leiden, leicht, und kräftigt den Bauch.

Das Triticum spelta [הכוסמין] ist gut und leicht für den Körper, ist von mittlerer Wirkung.

Das Mehl des Triticum ist unter allen Mehlarten das schwerste und sättigt rasch; das trockene Brot davon ist leichter, als das frischgebackene. Das Brot aus Oryza-Mehl

---

[1]) Leunis II. 736. Carolina-Reis ist ganz weiß, ostindischer Reis hat rötliche Streifen.

ist schwer, fett, kühlend und kräftigt die Gedärme. Das Brot aus Hordeum-Mehl ist kühlend, leicht und vermehrt die Winde. Das Brot aus dem Mehl der Lens esculenta ist kühlend, süß, verringert das Blut und die Galle, löst die Gelbsucht und erhellt das Gesicht. Das Brot aus dem Mehl des Lathyrus sativus ist leicht, kühlend, vermehrt die Winde, kräftigt den Bauch und erregt Knieschmerzen. Das Brot aus Cicer arietinum nützt gegen Gelbsucht, gegen Lendenschmerzen und Krankheiten des Schleims.

Die Eruca sativa [הגרגיר] ist erwärmend und feucht, vermehrt den Samen, erwärmt den Körper und erhellt die Augen.

Die Brassica oleracea [אכרובים] ist erwärmend, tut dem Körper wohl, kräftigt den Magen, vermehrt die Winde und ist für den Unterleib gut.

Der Sinapis [החרדל] ist erwärmend und trocknend, vermindert den Schleim, nützt gegen Husten, erregt die Galle, vermindert den Samen; seine Blätter sind besser, als die Körner, denn sie vermehren das Blut.

Der Felsen-Yssop[1]) [אזוב שבצורים הנקרא צ״ג עתר והוא בלישון יוון ת׳מון] ist erwärmend, macht Appetit, treibt den Schleim und die Winde ab, ist gegen Schmerzen der Kehle und des Magens gut.

Das Allium porrum [הכרשים] ist erwärmend und feucht, vermehrt und erregt die Galle, ist für den Unterleib gut, aber schlecht für die Zähne und Augen.

Das Lepidium sativum [השחלים] ist erwärmend und feucht, vermehrt den Samen und den Schleim, fördert die Zunahme des Körpers und der Winde, vertreibt den bösen Geruch des Mundes.

Das Allium sativum [השומים] ist erwärmend, erregt das Blut und die Galle, erhöht die Wärme des Herzens, erhellt das Auge, verursacht alle Arten Aussatz bei den Kindern; das frische ist besser, als das trockene, es führt die Würmer aus den Gedärmen ab, heilt auch Lepra und Lungenaussatz.

[1]) Satureia, Thymbra, Thymian. APf. 134. 325. Löw, Der biblische Esob p. 22.

Die **Beta vulgaris** [הסלקין] ist kühlend und gut gegen Gifte, und löscht die Hitze des Blutes und der Galle.

Der **Atriplex Hortensis** [הקטופים] ist feucht und kühlend, drückt die Hitze des Blutes und der Galle nieder und fördert den Stuhlgang.

Der **Phaseolus** [הלוביה] ist kühlend, erregt die Winde und fördert den Stuhlgang.

Die **Portulaca oleracea** [הפרפחין] ist kühlend, löscht die Galle und das Fieber, kräftigt den Bauch und die Gedärme, ist gegen Augenschmerzen gut und heilt Krämpfe.

Der **Cucumis sativus** [הקישואים] ist kühlend und dem Körper schadhaft, liegt schwer im Magen, wo er nicht verdaut wird, und wer viel davon ißt, bei dem entstehen Krankheiten in den Gedärmen.

Der **Cucumis citrullus** [האבטיחים] ist kalt, feucht und leicht, löscht die Hitze der Galle und des Blutes, erweicht die Harnblase und die Nieren, vermehrt den Samen und den Schleim, und wer viel davon ißt, der bekommt Diarrhoe.

Die **Cucurbita Pepo** [הדלועים] ist kühlend und feucht, heilt Krämpfe, löscht das Fieber und die Hitze des Blutes, vermehrt den Schleim, treibt die Winde und stillt den Durst.

VII.

Asafs Pathologie.

Jedwede Krankheit entsteht durch die Störung des harmonischen Zusammenwirkens der vier Grundelemente.[1]) Dieses humoralpathologische Prinzip zieht folgerichtig durch das ganze Asaf-Buch, und es wird bei Beurteilung und Behandlung einer jeden Krankheit als Hauptthese vorangestellt.

Diese Störung kann auch schon in embryonalem Zu-

[1]) p. 34: ארבעת מוסדות הגוף לא יכונו זה בלעדי זה כנגד הבריאה הראשונה וכאשר יכונו יתיישרו זה לנוכח זה כמשפטם גם הגוף נכון להיות שלום ומרפא לפי כשרון ארבעת מוסדותיו ואם ישתבשו מוסדות הגוף להוסיף זה על זה או לגרוע זה מזה דע לפי הנוסף או הנגרע יתגרו תולדות החלאים והמכאובים ברובע הנוסף או הנגרע כי לפי תגרתו כן תולדות החולי.

stande erfolgen, indem die Elementen-Disposition der Eltern während der Kohabitation durch das Sperma auf den entstehenden Foetus übergetragen wird,[1]) sie wird auch durch atmosphärische Einflüsse verursacht, wenn der Charakter der Jahreszeiten und der herrschenden Winde mit dem Elementen-Charakter des Körpers nicht harmoniert,[2]) oder infolge äußerer Einwirkung, wie durch ansteckende Epidemie, Schlangenbiß, Vergiftung, Infektion,[3]) durch Verwundung,[4]) durch Frost[5]) und Brand,[6]) ferner durch Ermüdung infolge ungewohnter Arbeit, oder übermäßigen Gebrauchs einzelner Körperteile,[7]) und selbst durch psychische Erregungen,[8]) wie Kummer, Schrecken, Furcht, Ekel, aber sonst ist die Grunderregung einer jeden Krankheit nur im M a g e n zu suchen.[9])

Die Hauptbedingung für die Erhaltung der Gesundheit, des harmonischen Zusammenwirkens der Elemente ist die gehörige Ernährung. In der Nahrung ist Maß zu halten; wer übermäßig ißt, der gleicht einem ganz vollen Topfe, unter welchem das Feuer brennt, das bestimmt ist den Inhalt des Topfes in den erwünschten Zustand zu bringen; durch die Wärme des Feuers kommt das Wasser zum Sieden, es hat jedoch, da der Topf voll ist, keinen Raum für die Ausdehnung des dampfenden Schaumes, es muß überlaufen, löscht das Feuer aus, übler Rauch verbreitet sich und überdies wird auch der Inhalt des Topfes nicht gar; und wenn zu

---

[1]) vgl. oben p. 72.

[2]) p. 14.

[3]) p. 114: על דבר קטב מרירי ולנשוכי נחשים והפתנים והנעקצים מן העקרבים ולנשקים ממי עצי המות ולכל חמת זוחלי עפר.

[4]) p. 142: לכל פצע ומכת חרב ויריית הץ

[5]) p. 159: כפות הידים והרגלים אם יתבקעו מן הקור.

[6]) p. 199: לכל שריפת אש בבשר

[7]) p. 51: אם יינע האדם שלא היה נהוג ביגיעה... ישריח על הגוף והגוף טורה על הנפש והנפש תבוא במצוק ויבוא לידי חולי.

[8]) p. 51: אם תאריך הדאגה בלב האדם... או אשר יגביר הכעס על לבבו... או שרואה דבר שהוא קשה לראות עד שהוא נכעת ומפחד... ויבוא לידי חולי.

[9]) p. 20: הקרב העליון הוא מקור כל מחלה כי משם תולדות כל חולי כי ינדלם החולי כאשר יגדלו הנערים ברחמי הנשים.

wenig Inhalt in den Topf gelegt wird, wenn der Magen wenig Nahrung bekommt, so ist das verhältnismäßig zu große Feuer der Eingeweide, welches zum Kochen der Speise überflüssig ist, der Krankheitserreger, denn die Hitze steigt zum Kopf und stört die Harmonie der Elemente in jenem Gliede, welches über den ganzen Körper herrscht. Üble Folgen hat auch das rasche Essen, wenn man den Zähnen nicht Zeit läßt, die Speisen gehörig zu mahlen, wodurch im Innern des Leibes Winde entstehen, welche die Anschwellung des Bauches und Gichtleiden in den Füßen verursachen. Es ist ferner sehr ratsam, die Speisen nicht unbedeckt liegen zu lassen, denn sie werden von Schlangen, Spinnen und Würmern vergiftet. Auch in den Getränken soll das rechte Maß beobachtet werden; trinkt man zu viel, so schwillt die Milz an und auch die Gedärme geraten in Stockung; trinkt man aber zu wenig, so kommt die Wärme der Eingeweide zum Übermaß, wodurch die innere Trockenheit zunimmt, deren Folge trokkener Husten, Atemnot, Seitenstechen und sonstige Leiden sind [pp. 25-26]. Besonders zu achten ist auf die regelmäßige Entleerung, denn durch die Verschließung der Ableitungskanäle entstehen die Krankheiten der Harnblase, der Nieren, des ganzen Unterleibes und auch der Gallenblase [p. 27].

Überhaupt ist in allen Lebensfunktionen Maß zu halten, denn jede Störung der Elementen-Harmonie führt die verschiedensten Krankheiten herbei. Es treten aber bei jeder Krankheit solche Symptome [אותות] auf, an welchen sofort zu erkennen ist, welches der Elemente der Krankheitserreger war. Diese primären Symptome sind folgende: Ist das Gesicht gelblich, die Zunge trocken, der Mund bitteren Geschmacks und verlangt nach bitteren Speisen, so war die rote Galle der Krankheitserreger; ist das Gesicht schwärzlich, der Mund saueren Geschmacks und verlangt nach Sauerem, so wurde die Krankheit durch die schwarze Galle erregt; ist das Gesicht weißlich-fahl, der Mund salzigen Geschmacks und verlangt nach Salzigem, entsteht viel Speichel im Munde und beherrscht Lässigkeit den ganzen Körper, so ist die Ursache der Krankheit das Phlegma; ist aber das Gesicht rötlich, der Mund süßen Geschmacks und verlangt auch nach Süßem, so ist die Ursache der Krankheit im Blut zu suchen [pp. 15 und 38].

Diese sind die augenfälligen Symptome der zum abnormalen Übergewicht gelangten Elemente, — denn sonst nimmt die Symptomenlehre, die Beachtung des Pulsschlages und die Uroskopie einen weiten Raum im Asaf-Buche ein – deren gestörtes Verhältnismaß die Ursache der mannigfaltigsten Krankheiten bildet. Nach diesem Grundsatze behandelt Asaf die einzelnen Krankheiten, deren hebräische Terminologie er sich erst schaffen mußte. Der vorhanden gewesene Sprachschatz bot ihm wenig Material zur entsprechenden Kennzeichnung und genauen Lokalisierung der Krankheiten, oft muß er sich mit allgemeinen, eine ganze Kategorie von Krankheiten, oder den ganzen Körperteil bezeichnenden Ausdrücken begnügen, und manchmal sogar zur Entlehnung des griechischen Terminus seine Zuflucht nehmen. Ein rechtes Verständnis gewinnen wir nur dann, wenn wir seine Ausführungen mit den griechischen Quellen vergleichen. Einen hinreichenden Einblick in diese Werkstätte gewährt uns seine — mitunter paraphrastische — Übersetzung der Hippokrates'schen Aphorismen. Zu diesem Zwecke eignet sich am besten das dritte Kapitel der Aphorismen, wo die durch die Jahreszeiten, Winde und Altersstufen verursachten Krankheiten aufgezählt werden.

Aphor. III. 20. Im Frühjahr entstehen folgende Krankheiten[1]: [1a])μανικὰ καὶ [1])μελαγχολικὰ καὶ τὰ [2])ἐπιληπτικὰ καὶ [3])ἄιματος ῥύσιες καὶ [4])κυνάγχαι καὶ [5])κόρυζαι καὶ [6])βράγχοι καὶ [7])βῆχες καὶ [8])λέπραι καὶ [9])λειχῆνες καὶ [10])ἀλφοὶ καὶ [11])ἐξανθήσεις [12])ἑλκώδεες πλεῖσται καὶ [13])φύματα καὶ [14]) ἀρθριτικά.

Asaf übersetzt diese Stelle wie folgt [p. 255]:
הקדחת [3])ותיגרת הדם [1])והמרירה השחורה [1a])התימהון [1a])ופרוניטיקום [2])ופרליזיא והמהלה הנקראת [4])מסיבה היא סיניכום האוחזת בגרונים [5])וסותם הנחירים היא ריאומא [6])וקרה המושלת בראש [7])כל מיני השעול הוא בישיאון [8])והצרעת [9])והבהרת [10])הבוהק [11])והילפת [12])וכל מיני השחין [13])והחרס והגרב והשחין הגדול הנקרא דרקון כתבנית הנחושת החוגרת הבשר והשחין הנקרא נמלה הצומח בשוח ובאשכיים דומה לילפת [14])ומעד הרגלים היא פודגרא.

[1]) Aph. III. 20. [1a]) Geisteskrankheiten, [1]) Melancholie, [2]) Epilepsie, [3]) Blutflüsse, [4]) Halsbräune, [5]) Schnupfen, [6]) Heiserkeit, [7]) Husten,

Aphor. III. 21. Im Sommer treten folgende Krankheiten[I]) auf: 1)πυρετοὶ ξυνεχέες καὶ καῦσοι καὶ τριταῖοι πλεῖστοι καὶ τεταρταῖοι, 2)ἔμετοι καὶ 3)διάρροιαι καὶ 4)ὀφθαλμίαι καὶ 5)ὤτων πόνοι καὶ 6)στομάτων ἑλκώσιες καὶ 7) σηπεδόνες αἰδοίων καὶ ἵδρωα.

Asaf hat an dieser Stelle Folgendes [p. 255]: 1)הקדחת החדה היבישה השחפת השלישיה 2)קטט הנפש והקיא 3)והילוך הבטן והילוך המיעים מתחת 4)וכאב העינים 5)והראש 6)והשחין הצומח בפה ובשפתים 7)והשחין הממסה את הבשר וחולי מקוות השתן והאשכיים והאבן הסוגרת בעד השתן.

Aphor. III. 22. Herbstkrankheiten[II]) sind: 1)πυρετοὶ τεταρταῖοι καὶ πλάνητες καὶ 2)σπλῆνες καὶ 3)ὕδρωπες, φθίσιες καὶ 4)στραγγουρίαι, λειεντερίαι καὶ δυσεντερίαι καὶ 5)ἰσχιάδες καὶ κυνάγχοι καὶ 6) ἄσθματα καὶ εἰλεοὶ καὶ 7) ἐπιληψίαι καὶ τα 8)μανικὰ καὶ τὰ μελαγχολικά.

Asaf übersetzt diese Stelle [p. 256]: 1)הקדחת והשחפת המתחלפת לארבע הימים הנקראת טיטרטיאה 2)וכאב הטחול 3)וקוויות המים הרעים בבטן הממסים את המיעים 4)ועוצר השתן וכאב היריכים והחלצים 5)וגיד הנשה 6)ומצוקת הריאה וכאב הריאה ושעול יבש כאב האיברים ואגודות האצבעות וארטיטיקים 7)וכלה הוא פרילישיאה עם 8)תמהון המשוגע הנקרא פרוניטיקום.

Aphor. III. 23. Winterkrankheiten[III]) sind: 1)πλευρίτιδες, 2)περιπνευμονίαι, λήθαργοι, κόρυζαι, βράγχοι, 3)βῆχες, πόνοι 4)στηθέων καὶ 5)πλευρέων καὶ 6)ὀσφύος καὶ κεφαλαλγίαι, ἴλιγγοι, ἀποπληξίαι.

Asaf übersetzt [p. 256]: 1)כאב הצדרים הוא פליבריטיקים 2)וכאב הריאה הוא פליאומטיקו 3)והשעול וחולי הילוך מיעים 4)וכאב חדרי הבטן 5)וכאב הצלעים 6)והחזה וכאב הברכיים.

---

8) Aussatz, 9) Flechten, 10) Vitiligo, 11) Ausschlag, 12) Grind, 13) Geschwulst, 14) Gelenkschmerz. — Asaf fügt zu diesen Ausschlagarten noch den δράκων und den Ameisen-Ausschlag hinzu.

I) Aph. III. 21. 1) andauerndes Brennfieber und Tertianfieber, 2) Erbrechen, 3) Diarrhoe, 4) Augenentzündung, 5) Ohrenleiden [Asaf hat: Kopfschmerzen], 6) Mundgeschwüre, 7) eitrige Entzündungen der Genitalien [Asaf hat: eitrige Geschwüre in der Harnblase und in den Hoden und fügt noch den Blasenstein hinzu].

II) Aph. III. 22. 1) Quartanfieber und febres erraticae, 2) Milzleiden, 3) Wassersucht, 4) Harnstrenge, 5) Ischias, 6) Asthma [Asaf fügt noch: trockenes Husten hinzu], 7) Epilepsie, 8) Irrsinn.

III) Aph. III. 23. 1) Brustfellentzündung, 2) Lungenentzündung, 3) Husten, 4) Schmerzen im Unterleib, 5) in den Seiten, 6) in der Brust.

Aphor. III. 29. Bei Jünglingen entstehen folgende Krankheiten[I)]: ¹)αἵματος πτύσιες, ²)φθίσιες, ³)πυρετοὶ ὀξέες, ⁴)ἐπιπληψίαι καὶ τἄλλα νοσήματα.

Asaf übersetzt [p. 257]: ¹)השיעול לרוק דם ²)וליחה ³)וקדחת יבישה וחדה ועזה ⁴)וזעף ופחד ושידפון הוא איקטיקוס ורומיים יקראוהו טיסיקיאה.

Aphor. III. 30. Bei alten Leuten entstehen außer den bereits erwähnten[II)]: ¹)διάρροιαι χρόνιαι, ²)δυσεντερίαι, ³)αἱμορροΐδες.

Asaf übersetzt [p. 257]: ¹)לכת המיעים ימים רבים ברוב מיני מראות עם ²)טחורים ורוב ³)הילוכי דם וליחה אדמדמת עד התגרד מעי הבטן מרוב החולי.

Diese kleine Auswahl gestattet einen Einblick in die Geistesarbeit, mit welcher Asaf die besonderen Schwierigkeiten der Terminologie-Bildung zu überwinden strebte. Im Einzelnen spricht Asaf von folgenden Krankheiten:

Krankheiten des Haares und des Haarbodens:[1]) Welken, Ausfallen, Spalten, Auswuchs, Schuppen, Krätze und Alopex.

Krankheiten des Gehirns entstehen, wenn die Zugänge zum Gehirn durch das Phlegma, aber zumeist durch die schwarze Galle derart verschlossen werden, daß der aus dem Herzen aufsteigende Lebensgeist nicht hinein kann [p. 12]; da entsteht einseitige Lähmung[2]) [παράλυσις], Epilepsie,[3]) Starr-

---

I) Aph. III. 29. ¹) Blutspeien, ²) Schwindsucht, ³) akutes Fieber. ⁴) Epilepsie. — Die lateinische Übersetzung des Hypokrates gibt hier für φθίσις tabes; nach Asaf ist es die hektische Schwindsucht.

II) Aph. III. 30: ¹) anhaltende Diarrhoe, ²) Dysenterie und ³) Hämorrhoiden. Hier sieht man die große Anstrengung, womit sich Asaf bemüht, den rechten Ausdruck zur Bezeichnung der charakteristischen Verschiedenheit dieser Leiden zu finden.

¹) p. 94: הניבול והנמרט והנבקע וליבלת הראש ולחזזית שבראש עם כל נגעי השיעור . . . נגע השעול שיהי בראש . . . ואת השחין הראש. — p. 260: אדם שיהיה בראשו כמו קוצים או כמו קמח שיזרק מעור גולגלתו הם המקדחים את הראש כי ימריטו את שערות הראש. — R. Tobijah aus Metz sagt in seinem ספר העילות או מעשה טוביה p. 83b: אולפיציאה הוא חולי השועל לפי ששערות ראשו או זקנו נושרות כמו שועל המחליף כל שנה שערותיו.

²) p. 251: כל המכולחים והמפלגים בנגע פראליסיאה אשר שבתו צדדיהם מצד אחד — p. 263: אדם שאחזתו פרליסיאה וישבות אחד משני צדיו — p. 254: פלג הוא פרליסיאה. — p. 39: נגע פרליסיאה או איור [?]

³) Hippokr. Aphor. V. 7. ἐπιληπτικὰ übersetzt Asaf mit פלג וכלח p. 266.

krampf,[1]) Delirium,[2]) Irrsinn,[3]) Gehirnerschütterung[4]) und Phrenitis.[5])

Zur Bezeichnung der Augenleiden verwendet Asaf allgemeine Ausdrücke, welche die spezielle Krankheit nicht vermuten lassen; die gebräuchlichsten sind: Dämmerung, Verdunkelung und Schwäche der Augen [נשף עמומה כהיון], unter welchen Ausdrücken vielleicht die verschiedenen Arten von Flecken der Cornea, welche bei Hippokrates mit ἀχλὺς, νεφέλη, αἰγὶς, οὐλὴ bezeichnet werden, zu verstehen ist. Mit „Augenschmerzen" [כאב העינים] übersetzt Asaf die ὀφθαλμία (inflammatio oculorum) des Hippokrates.[6]) Leukoma[7]) ist bei Asaf genau mit „das Weiße" [הלובן] übersetzt, ist aber an gar keiner Stelle ersichtlich, ob er darunter weiße Flecken auf dem Augapfel, Hornhautflecken versteht, oder aber den Star. Außer Erblindung [סנוורים] erwähnt er als bestimmt erkennbare Krankheit die Nyktalopie[8]) [Nachtblindheit].

Das Ohrenleiden wird entweder allgemein mit „Krankheit und Schmerzen in den Ohren" bezeichnet, oder näher bestimmt mit „Verstopfung der Ohren" und „Würmer oder

---

[1]) Hipp. Aph. IV. 57. σπάσμος ἢ τέτανος übersetzt Asaf p. 263 mit פרליסיאה, p. 266 mit מופלג ומוכלח, und p. 267 mit פלג ורעדה.

[2]) p. 274: אשר הסירה המררה השחורה את דיעו ist die Übersetzung des Wortes παραφροσύναι [Delirium] in Hipp. Aphor. VI. 53.

[3]) p. 261: יצא מגבול לשגעון. — p. 246: שכלו חולה ist die Übersetzung von ἡ γνώμη νοσέει bei Hipp. Aph. II. 6.

[4]) p. 276: אשר ינסע מוח ראשו ממקום מנוחתו cerebrum concussum Hipp. Aph. VII. 58.

[5]) passim פרוניטיקום — inflammatio cerebri — Galenus, De defin. p. 234: mentis delirium cum febre acuta. — R. Tobija aus Metz p. 82a: פרינטים ר״ל התלהבות קרומי המוח בלשון יוון פריניזיש מורסת המוח. — p. 83a: המוח.

[6]) p. 72: כאב העינים וסנוורים ועמומות ויתנשפו ויכהו העינים. — p. 95: יטהר את הלובן ויאיר את המאפיל ואת העמומהאף האדום והגרדסיר (?) [Imm. Löw: נואסיר] מן חעין . . . עינים המאופלת והמנושפת ומלובנת והנמרטת והנדמעת. — p. 122: עינים הנכהים בנשף.

[7]) p. 220: ללובן שיהיה בעינים לבלתי ראות. Leukoma ist auch im Syrischen: חורורא = חורא דהוא בעינא [Budge I. 603].

[8]) p. 223: לסנוורים ולעינים אשר לא תראינה בלילה. — p. 98: לכל מקרה הסנוירים אשר לא יראו בלילה והמנששים בלילה

Ausschlag in den Ohren;"[1]) ob חרש immer Taubheit bedeutet, ist zweifelhaft, denn p. 261 übersetzt Asaf die κώφωσις (Schwerhörigkeit) des Hippokr. Aph. IV. 28 mit חרש.

Zu den Nasenleiden gehören Geschwüre und Geschwülste von außen oder von innen, Blutung und wildes Fleisch.[2])

Krankheiten des Mundes[3]) sind: übler Geruch, Aussatz und Geschwüre auf Gaumen und Lippen, hohle, faule und wurmige Zähne, zerfressenes Zahnfleisch und geschwollene Zunge.

Unter den Krankheiten des Halses und der Kehle werden erwähnt:[4]) Ausschläge von innen und von außen, Geschwüre, Anschwellung, knotenartige harte Verdichtungen, Heiserkeit und Rauhheit der Kehle. Welche spezielle Geschwüre oder Ausschläge unter שחין gemeint sind, ist nicht zu ermitteln; Asaf p. 247 übersetzt die Aphor. II. 15: φάρυγξ, νοσέει ἤ φύματα ἐν τῷ σώματι ἐκφύεται mit אם יקרה כאב בגרון ויצמח בו שחין מבית, wo שחין = φῦμα tuberculum ist, hingegen Prognost. 41: φάρυγξ ἑλκουμένη übersetzt Asaf p. 291: אשר יצמח שחין בתוך גרונו, wo שחין Wunde bedeutet. Eine andere

[1]) p. 256: ותכאבנה האזנים עד האטמם. — p. 254: תאטמנה האזנים חולי האזנים והאוטם והכאב תולעת שבאזנים שחין שיהיה באוזן. — p. 99: אזנים שיש בהם תולעת או מין שחין. — p. 221:

[2]) p. 98: חולי שיקרה את האף והנחירים מבית ומחוץ אם שחין אם ניפוח אם צימחונים או בשר רע ... השחין — p. 141: הדם היורד מן האף הרע הנאכל הוא פוליפוס d. i. πολύπος von welchem schon Galen, De Comp. Med. III. 3 sagt, daß er in der Nase entsteht (ἐν ταῖς ῥισὶ γεννώμενος); p. 228: השחין הרעה המתאכל והולך להחריב לאכל את הבשר החי ונקרא פולפו ופורפו ובלשון יוון סרקיפנינא polyp = sarkophagina; Galen sagt in den Definitionen 370, daß zwischen sarkoma und polyp nur in der Größe ein Unterschied ist, und im Comp. Med. III. 3 sagt er, daß sarkoma in der Nase und polyp dasselbe ist.

[3]) p. 176: פה הנבאש והנסרח ברוע ריחו. — p. 101: אם יכאב הלשון והלחיים והגרון — בשר השיניים הנמס והנאכל. — p. 176: השוחנות אם יש בהם נקוב או מאוכל ברקב או בתולעת. — p. 174: לעביון הלשון ולכל שחין.

[4]) p. 103: כל מיני השחין הצומת בצואר או מתחת לאזנים או נוכח הגרון לכל תולדות החזירין או ניפוח או עביון או כמו אנודות קשות. — p. 164: לשחין הצומח בגרון מבית ובגרגרת ולקול הנחרש ולגרון הנחר. — p. 291: כל שחין או אנודה או ניפוח אשר יצמח בגרון או בעורף או בצואר.

Art des שחין in der Kehle ist die חזירות,[1]) die gewöhnlich für Skrophel gehalten wird, und wahrscheinlich hat das Wort auch bei Asaf dieselbe Bedeutung, und doch übersetzt Asaf die Aphor. III. 26 des Hipp. παρίσθμια (tonsillarum inflammationes) auch mit ויצמח בגרוניהם שחין הנקרא חזירות [p 257]. Unzweifelhaft erwähnt ist bei Asaf die Angina,[2]) und es ist bemerkenswert, daß das Ausschneiden des Zäpfchens durch Asaf empfohlen wird.[3])

Magenleiden[4]) entstehen infolge Erkältung, Erhitzung, infolge von Übermaß des Phlegma, oder wenn er die Speisen nicht recht mahlen kann.

Unter den Herzleiden werden Verfettung,[5]) Konvulsion[6]) und Herzklopfen[7]) genannt.

Zu den Brustkrankheiten[8]) werden gerechnet: Geschwülste von innen und von außen, Husten, Asthma, viel Schleimauswurf und Lungenleiden, welche durch Schleim,

[1]) p. 84: שחין בכל הפה ובצואר ובעירף כמין חזירות. — p. 215: שחין הנצמח בגרון ותחת הלחי ונקרא בכל לשון חזירים ומראיהם כאנודות. — Kanon IV. 3. 9: חזירים הם אישקרופולי. PS. 1240 חזירתא — scrophulae.

[2]) p. 291: זאיבה היא סיניכום. — p. 255: מסיבה היא סיניכום d. i. κυνάγχη (angina) oder συνάγχη [PS. 2567 und 3542]; Aphor. V. 10 κυνάγχη übersetzt Asaf p. 266 mit סיניכום — Celsus, de Medicina (Lipsiae 1891) macht einen lokalen Unterschied zwischen συνάγχη und κυνάγχη.

[3]) p. 291: הטולטלת היא עורלת הגרון אם תכרתנה יועיל.

[4]) p. 106: על תחלואי הקרב הוא איסטומכום לכל מכאוביו לקרתו וגם חמתו ולרוב ליחתו. — p. 276: אשר לא יטחן אכלו בקרבו

[5]) p. 159: כובד הלבב הנטפש.

[6]) σπάσμος (convulsio) Aphor. IV. 11 und VI. 39 übersetzt Asaf p. 259: ירא בלבבו פחד וזעף und p. 273: פחד פתאום אם יהיה בלב.

[7]) p. 181 sagt Asaf: דפק הלב הוא קרדיאקין also Herzklopfen = Kardiakon, hingegen pp. 122 und 206 sind beide von einander unterschieden: דופק הלבב וקרדיאקון und לקרדיאקון ולדופק הלב. — Nach Galen, De Definit. 265 fit καρδιακή ore, ventriculo et stomacho. Nach Celsus ist es gleichfalls ein Magenleiden (De Medicina III. 19). Im Talmud (Gittin VII. 1) scheint der morbus cardiacus eine Art delirium tremens zu sein; siehe Preuss p. 368.

[8]) p. 104: לכל ניפוח שיראה בחזה סבית ומחוץ ולשעול ולמצוקת הנשמה רוב רוק הליחה ונגעי הריאה לליחה ולטרי... קירת הריאה... מי שירוק דם וטרי ומוגל.

Eiter, Erkältung verursacht werden, ferner Blutauswurf,[1]) Husten,[2]) trockener Husten,[3]) Lygmus,[4]) Empyeme,[5]) Phthisis,[6]) Pleuritis[7]) und Peripleumonia.[8])

Die Krankheiten der Leber[9]) entstehen durch Erkältung und Erhitzung, deren Folge Gelbsucht, Verschließung der Adern, Verhärtung, Krämpfe und Ausschläge sind. Die Gelbsucht entsteht, wenn infolge der Leber die mit ihr verbundene Galle erregt wird, die sich über die Leber ergießt und mit dem Blut aus der Leber ins Gesicht hinaufsteigt.[10]) Es kommt auch vor, daß sich die Leber mit verdorbener Flüssigkeit vollfüllt, welche durch die Haut oberhalb der Leber durchsickert.[11])

Die Milz ist der Sitz der schwarzen Galle; die

---

1) p 123: מ׳ שירוק דם וישע׳ל בדם. — p. 131: מ׳ שיר׳ק דם מן הר׳אה p. 288: ריר דקולקים kolikartiger Schleimauswurf.

2) p. 255: כל מ׳נ׳ השעול בישיאון βήχιον tussis.

3) p. 257: השע׳ל ה׳בש

4) p. 263: אדם שאחזת׳ שעול ותתעורר דס׳קה ה׳א ל׳נגיאזמ׳ם das ist die Übersetzung des Aphor. IV. 50, wo von λυγμός Schluchzen die Rede ist

5) p. 183: שבץ ה׳א אפסט׳מ׳ו ἀπόστημα, ein Absceß in der Lunge, oder Brust [Budge II. 129]. — p. 212: מריה הנעלם בחדרי הבטן — p. 266: ירוק מרי מפיו ומונל ist die Übersetzung von Aphor. V. 8. V. 11, wo von ἐμπύημα die Rede ist.

6) p. 253: יחילו עליהם שידפון לדיות רזים. — p. 258: איש רזון או נשדף — p. 257: שידפון ה׳א איקטיקום ורומיים יקראודו ט׳ס׳קיאה.

7) p. 256: כאב הצדדים היא פליבר׳ט׳קום. Aphor V. 8 und VI. 16 wird πλευρῖτις p. 266 und 272 mit כאב צידו übersetzt. p. 110: הנכאב בדקר bedeutet gleichfalls Pleuritis [siehe PS. 941: דקרתא und Budge I. 225].

8) p. 256: כאב הריאה הוא פליאומט׳קו. — Budge I. 234: עובינא בראתא דמתקרא פריפלמוניא.

9) p. 107: תחלואי הכבד ומכאוב׳ו להמתו ולק׳רת׳ . . הירקון שיהיה מפני הכבד והתעלות הסתומות . . . הכבד הנקשה . . . יסיר את המצוקה ואת השחין שה׳ה בכבד. — p. 264 übersetzt ἴκτεροι (Aph. IV. 62) — Gelbsucht — mit ירקון. p. 78: איקט׳ריקום ἰκτερικος.

10) p. 47: כאשר תתגרה מרירת הכבד ותימלא ותפוץ לשפיך על הכבד . . . אז תפ׳ץ מרתו בכל דגוף לעלות מן הכבד אל מרום הג׳ף על פני האדם ומזה יהפך מראה האדם לירקין.

11) p. 276: אדם אשר ימלא כבדו מ׳ם רע׳ם ויצאו המ׳ם מן הכבד למחוץ הקרום אשר ממעל לכבר.

schwarze Galle ist eigentlich gar kein Körper, sondern nur Pneuma,[1]) aber wenn sie erregt wird, da wirkt sie verheerend im Körper, wie ein Erdbeben, welches alles erschüttert, was auf der Erde ist; alles, was sich auf dem Körper und im Innern befindet, wird erschüttert, wenn die schwarze Galle vorherrscht, und es entstehen alle Arten von Krankheiten. Die Hauptrolle spielt aber bei Entstehung dieser Krankheiten das Blut, denn es führt die schwarze Galle im ganzen Körper herum. Durch die Erkrankung der Milz kann sie anschwellen, und der Auswurf von oben oder auch von unten hat schwärzliche Farbe.[2])

Die Krankheiten des Bauches offenbaren sich in Schmerzen,[3]) in Anschwellung des Bauches infolge der verschlossenen Winde,[4]) oder als Folge von Ansammlung böser Flüssigkeiten[5]) [hydrops], in Schmerzen des Kolon-Darmes,[6]) in Diarrhoe,[7]) Lienterie,[8]) Dysenterie[9]) und Hämorrhoiden;

---

[1]) p. 21: ואלמדך לדעת כי המררה השחורה היא רוח ולא גוף בעת מדי להתגרה בגוף כרעש המרעיש את הארץ כי היא להרעיש את הגוף . . . יתגרו עמה רוב מיני חלאים וראש כל החלאים האלה היא ממשלת הדם כי הדם הוא המושך בכל הגוף . . .

[2]) p. 109: דטחול נגעיו ומכאוביו וניפוחיו — p. 260: כל אדם שיקיא שחור או ילך מתחת הילוך שחור . . . או אשר יקיא כמראה שמרי יין אדום ושחרחור.

[3]) p. 254: כאב הבטן בחדרי המעים

[4]) p. 110: רוחות הנופחות בבטן. — p. 247: אחריתו להתנפח בטנו

[5]) p. 259: יקוו המים הרעים בתוך בטנו לצבית אידרופיקיה. — p. 72: אידרופיקון ὑδρωπικόν [sc. πάθος]. Galenus, De Definit. 279 sagt: ὕδρωψ quum corpus totum intumuit oedemate atque humore.

[6]) p. 67: כאב אוחז במעו הנקרא קולום. — p. 157: אסכרה הוא קולום — siehe oben p. 56. — Galenus De Definit. 272 sagt: κωλικὴ est affectio coli intestini. Über die ἰσχουρία des Kolon siehe oben p. 58.

[7]) Aphor. III. 25 und VI. 15 διάρροιαι übersetzt Asaf p. 256: אשר חלה הילוך הבטן ויחלו את מעיהם בהילוך und p. 272: מעיו.

[8]) Aphor. VI. 1 λειεντερίη übersetzt Asaf p. 271: אם יכאבו מעיו

[9]) p. 158: דיסינטיריאה. — Sonst gebraucht Asaf überall, wo Hippokrates δυσεντερία sagt (Aph. IV. 24. VI. 43. 48. VII. 5) immer den Ausdruck טחירים [pp. 260. 273. 275]. Ob er jedoch überall unter טחורים Dysenterie versteht, und nicht auch die Hämorrhoiden, ist zweifelhaft. Im Syrischen bedeutet טחורא Hämorrhoiden und auch Tenesmus (PS. 1456), und Asaf gebraucht es auch in diesem Sinne.

letztere entstehen im Mastdarm von innen oder von außen, sind wie schwarze Beeren, aus welchen Blut fließt, diese werden die weiblichen genannt, aber es gibt auch harte und feste.[1]) Unter den Darmkrankheiten sind die Würmer[2]) zu erwähnen, welche besonders bei kleinen Kindern gefährlich sind; die Würmer in den Gedärmen entstehen zumeist infolge von Überbürdung des Magens durch Fäulnis der Speisen;[3]) es gibt Würmer, welche breit, weiß und klein sind, ferner solche, die eine Spanne groß und rund sind, aber auch solche, welche dünn sind, wie das Haar; die großen verursachen große Schmerzen, Fieber und Gelbsucht.[4])

Die Nierenkrankheiten entstehen durch übermäßige Kälte des Phlegma, welches in der rechten Niere mit der von der Leber kommenden roten Galle und in der linken mit der von der Milz kommenden schwarzen Galle in Berührung tritt, diese infolge seiner übermäßigen Kälte gerinnen läßt, wodurch sie sich zu Steinen verdichten und in den Nieren große Schmerzen verursachen; wenn dieses kalte Phlegma von den Nieren zum Os sacrum und von dort in die Harnblase zieht, so läßt es dort die schwarze Galle gerinnen, die infolge der großen Hitze der roten Galle zu hartem Ton trocknet und den Urinabfluß verschließt[5]) Außer den Nieren-

---

[1]) p. 179: צמחוני השחורים הנראים בתחתונית מהם זכרים ומהם נקבות
מטיפות דם בכל עת ומהם קשות ויש מהם שיצמחו מבית ויש מהם שיצמחו מבחוץ
p. 231: השחורים הצומחות בתחתוניות מבית ומחוץ כמו ענבים שחורות המטיפות
דם הם הנקבות ויש מהם קשות וצפידות.

[2]) p. 116: על דבר השרץ השורץ במעי האדם הממית את הילדים
היונקים והגמולים והמגרה כאב בבטן והממוצץ את דם האדם והופך את המראה
לירקון.

[3]) p. 70: כי רובם יהיו מרוב האוכל המוסיף על השובע יתחמץ על
הקרב ויבאש וישרוץ כתולעת.

[4]) p. 70.

[5]) p. 50: בזמן שחולי הכליות מתגרה באדם מפני קרת הליחה אף גידי
המרירה היורדים אל הכליות . . . הליחה בחוזק קרתה מתערבת בהם ומזה המרירה
ניקפאת בקרתה של ליחה עד שתהיה לאבן באותה שעה יבוא המכאוב וצרי
הכליות להכאיב . . ויש אשר תבוא הליחה מן הכליות אל תוך העצה ומשם
יורדת לשלפוחית . . . מיד הם מוקפאים ונעשים אבן וסותם בעד מוצא השתן
וזה לך תולדות האבן שיהא בכליות ובשלפוחית.

und Blasensteinen[1]) und der Dysurie[2]) weist auf Erkrankung der Nieren und der Blase die abnorme Farbe des Urins hin, wenn trüber Bodensatz, Blut, Eiter oder dünne rötliche Fasern darin enthalten sind.[3])

Von den Krankheiten der männlichen Genitalien ist die Zerdrückung der Hoden und die Anschwellung des Hodensackes erwähnt;[4]) Ausschläge im Inneren des Schamteiles kommen sowohl bei Männern als auch bei Frauen vor.[5]) Frauenleiden[6]) sind: Schmerzen im Uterus,[7]) unregelmäßige Menstruation,[8]) Abortus,[9]) Absterben des Foetus,[10]) Dammbruch[11]) und wenn die Milch der Brüste abnimmt.[12])

Schmerzhafte Knoten in den Gliedern und Gelenken entstehen infolge der Kälte und Gerinnung;[13]) Schmerz und Zittern in den Füßen und Sprunggelenken ist die Podagra,[14]) Schmerzen in der Spannader, im Hüftbecken und in den Hüften ist Ischias,[15]) die Schmerzen und Knoten in den Armen und Unterschenkeln sind Arthritis.[16])

---

[1]) p. 149: אבני הכליות ואבן הסוגרת בעד השתן.

[2]) Aphor. VI. 36. δυσουρία übersetzt Asaf p. 273: אשר נעצרו מי רגליו מלהשתין.

[3]) p. 265: שתן משומר ומרופש — שתן אשר יהיה בו דם או מוגלא או טרי. שתן אשר יהיה בו מראה בשר דק כשער מפוזר בשתן

[4]) siehe oben p. 30.

[5]) p. 130: שחין שיהיה בחדרי הערויות של נשים ושל אנשים.

[6]) p. 120: תחלואי הנשים.

[7]) p. 166: כאב רחמי הנשים.

[8]) p. 174: אשה שנעצרו דמי נידתה.

[9]) p. 120: אם תפיל האשה.

[10]) p. 120: אם ימות ילד בבטן.

[11]) p. 120: אשר תלד בכור ויקרע מוצא הילד.

[12]) p. 174: אם נגרע חלב דדיה.

[13]) p. 75: יקשרו בכל איבריו אגודות הקרה וקפות. — p. 157: כאב האיברים ואנידות העצמות.

[14]) p. 118: מעד הרגלים והקרסילים וכאב הרגלים הנקרא פודגרא. — p. 61: מעד הרגלים שהוא פודגרא

[15]) p. 117: נגעי גיד הנשה וכל מיני מכאוביו והקיטלים והיריכים. — p. 274: übersetzt Asaf Aphor. VI. 59 ἰσχίας mit אשר יכאב חלציו.

[16]) p. 194: כאב הידים והשוקים ואגודות הידוע דנקרא ארטיטיקוס. — p. 207: כאב ארטיטיקום הוא מין אחד מן פודגרא. — Auch Galenus sagt, De Remediis I. 16: Ischias, Podagra und Arthritis sind morbi ejusdem generis.

Das Fieber, welches bei alten Leuten weniger heftig ist, als bei jungen, denn bei den Alten ist die Kälte des Phlegma immer mehr vorherrschend, hingegen bei den Jungen hat die Hitze des Blutes und der roten Galle die Obermacht,[1]) — hat mehrere Arten: es gibt Hitzfieber,[2]) Schüttelfrost,[3]) akutes Fieber,[4]) anhaltendes Fieber[5]) und Wechselfieber;[6]) um das Fieber recht beurteilen zu können, soll man immer den Pulsschlag prüfen.[7])

Zur Bezeichnung der verschiedenartigen Geschwüre und Hautausschläge stehen unserem Asaf mannigfaltige Ausdrücke zur Verfügung, in deren Verwendung er aber verlegen gewesen zu sein scheint; denn einerseits häuft er ohne nähere Begründung die Ausdrücke[8]) und andererseits hält er auffallenderweise an einem Ausdruck fest. Dieses Wort ist שחין, welches aus dem Syrischen [שוחנא Geschwür] entlehnt ist. Wenn das שחין noch frisch ist und sich erst ausbildet, da schmerzt es und tritt auch Fieber mit auf, wenn es aber schon voll mit Eiter ist, da läßt das Fieber nach.[9]) Das שחין kann den ganzen Körper bedecken,[10]) oder es befindet sich nur an einzelnen

---

[1]) p. 254. ספני קרת ליחתם קלה ורכה קדחת הזקנים וקדחת הבחורים חזקה היא מאוד כנגד חמתם לרוב הדם והמרירה האדמדמת.

[2]) Aphor. IV. 29 πύρετον übersetzt Asaf p. 261 mit קדחת. — p. 116: דקדחת הבוערת בניף. — p. 225: רוח המאדמת הנקראת פיראניטיס הקדחת השורפת ונקראת דלקת ובלשון יווני פאריטיש ונקרא חומרא. — Kanon IV. I. 41.

[3]) Aphor. IV. 29: ῥίγεα übersetzt Asaf p. 261 mit שחפת.

[4]) Aphor. III. 7: πυρετοὶ ὀξέες übersetzt Asaf p. 252 mit קדחת חדה.

[5]) p. 183: סיניכום = σύνοχος. Galenus, De Definit. sagt: Febris continua (πυρετὸς συνεχής) est, quae neque noctu, neque interdiu intermittit.

[6]) p. 180: כל מיני קדחת רביעייא ושלישייא — p. 256: הקדחת דמתחלפת לארבע ימים הנקראת טיטרטיאה = τεταρτᾶιοι. — p. 248: הקדחת והשחפת אשר תקדיח ותרעיד יום אחד ותחדל יומים.

[7]) p. 249 und 262.

[8]) p. 73: השחין הרע למיניהו והבהרת והצרעת ויבלת והגרב והנישן בגרב והחרס.

[9]) p. 251: כל שחין צימח בבשר בתחילת הקיבוץ ליחתו ירבה מכאובו ותרבה בו קדחת הרבה מן אחריתו כי בהמלא השחין ליחה תחדל הקדחת.

[10]) p. 259: שחין צומח בכל בשרו.

Körperteilen: auf dem Kopfe,[1]) in der Leber und Lunge,[2]) auf den Schenkeln und Knieen,[3]) in der Harnblase,[4]) im Uterus;[5]) ein böses, fleischfressendes שחין ist der Polyp,[6]) das große שחין ist der Gürtelausschlag [Drakon],[7]) und ein tötliches שחין ist das (?) מלא תרקיאון.[8]) An einigen Stellen jedoch, wo eine Vergleichung mit den griechischen Quellen möglich ist, kann man das שחין genau bestimmen; pp. 266 und 272 übersetzt Asaf Aphor. IV. 81 und VI. 8 ἕλκωσις mit שחין; p. 269 ist Aphor. V. 43 ἐρυσίπελας mit שחין übersetzt; p. 265 wird Aphor. IV. 77 scabies (ψωρία) mit שחין wiedergegeben. Ein anderer allgemein angewendeter Ausdruck ist צרעת, welches Wort, mit גידומין näher erklärt, die Lepra bezeichnet, wobei Asaf doch auch das שחין nicht fahren läßt.[9]) Unbestimmt ist, was Asaf unter „großem Geschwür auf dem Rücken, oder am Halse, oder zwischen den Schultern"[10]) gemeint, nachdem er mit diesen Worten Aphor. VI. 38 übersetzen wollte, wo von κρυπτοὶ καρκίνοι (occulten Carcinomen) die Rede ist.

Alle diese Krankheiten wurzeln in der gestörten Harmonie der Grundelemente, welche außer den diätetischen Einflüssen besonders von der Beachtung atmosphärischer Bedingungen abhängt.

Die atmosphärischen Bedingungen und die verschiedenartigen Naturerscheinungen in den einzelnen Monaten erfordern je nach der Jahreszeit verschiedene Ernährung und be-

---

[1]) p. 163: שחין שיהיה בראש.

[2]) p. 168: שחין שיהיה בכבד ולריאה.

[3]) p. 227: שחין הרע הצומח בשוקיים ובברכיים.

[4]) p. 222: שחין שיהיה בשלפוחית. p. 265: שחין במקות השתן.

[5]) p. 269: אשה אשר יצמח בתוך רחמה שחין

[6]) p. 141: שחין הרע הנאכל הוא פוליפום. — p. 288: השחין הרע המתאכל והולך להחריב לאכל את הבשר החי ונקרא פולפו ופרפו ובלשון יוון סרקופנינא.

[7]) p. 255: השחין הגדול הנקרא דרקון כתבנית הנחשת.

[8]) p. 215: שחין הממית דנקרא מלא תרקיאון ונקרא איסקנייא.

[9]) p. 117: נגעי צרעת הגידמים וסוכי שחין הרע הנמסים.

[10]) p. 273: אשר תהיה לו קיפוזה גדולה בדבשת בשרו או בצוארו או בין שני כתיפיו.

stimmen eine besondere Auswahl der Heilmittel. Hierüber ist Folgendes zu beachten [pp. 71—94]:

1. Im Monate Tišri [September], wo die Tage elf Stunden und die Nächte dreizehn Stunden lang dauern, findet ein Wechsel der Windströmungen statt, da ist ratsam Allium Porrum [כרישים] und Allium Cepa [בצלים] zu essen und sich von Brassica oleracea [כרוב] zu enthalten; ferner ist es ratsam, besonders denen, die zum Frösteln neigen, durch Abkochung der Clematis [פיולאקין[1]) φιλάκουον] den Schleim nach unten abzuführen und dadurch die Wärme der Nieren zu erhöhen; in diesem Monat soll man auch das Schröpfen lassen, denn infolge des Blutverlustes verliert der Körper an Wärme, wodurch die Widerstandskraft gerade zu Beginn des Winters abnimmt.

2. Im Monate Marḥešwan [Oktober] soll man sich des Badens enthalten, man soll saueren Pirus malus [תפוחים חמוצים] essen, man darf sich nicht viel abmühen, darf auch keine jungen Tauben essen, denn in diesem Monat kommt die schwarze Galle zur Herrschaft; und da nun auch Winter ist, so ist es ratsam, sich gut warm zu kleiden, um gegen die Trockenheit der Kälte den Körper zu schützen, damit dadurch die Herrschaft der schwarzen Galle nicht noch mehr erhöht werde und infolgedessen keine Wassersucht [אדרופיקין ὑδροπικόν sc. πάθος] entstehe; manche verlieren dadurch auch den Verstand, die Kehle trocknet aus und schwillt an, es schmerzen die Schamteile und die Harnblase, bei manchen tritt Augenschmerz und sogar Erblindung auf, man hat unruhige Träume und wirre Töne sausen im Kopf; das alles geschieht infolge der Trockenheit im Gehirn. Infolgedessen treten auch in diesem Monat die hinfallenden Krankheiten auf, wie auch Nierenschmerzen, Steine in der Harnblase, Fieber und Schüttelfrost und Gebärmutterleiden. In

[1]) p. 71: פאוולקין — פוולקין — פבלקין pp. 25. 41. 71; p. 222: אפטאפזן הוא פוולאקין; es ist die Clematis [κληματίς], die nach Diosk. IV. 180 φιλάκουον genannt wird und deren Frucht Schleim und Galle nach unten abführt [ἄγει κάτω φλέγμα καὶ χολήν]. Kohut, s. v. אפקטפיזון = Brechmittel.

diesem Monat ist es ratsam, einem jeden Kranken das ענרה[1]) genannte Medikament, in Opium-Saft gekocht, zu geben, und wenn dabei Schlaflosigkeit, Kopfschmerzen oder Hinfall auftreten, so verabreiche man das ענרה im Saft des Epithimum[2]) [אפיתימון] mit wenig Honig gemischt, und in die Nase träufle man den Saft des Origanum maru [מים של אזוב].

3. Im Monat Kislew [November], dessen Tage neun Stunden und dessen Nächte fünfzehn Stunden dauern, tritt die Herrschaft der schwarzen Galle auf die höchste Stufe, da soll man sich mit Fleisch von Hühnern und Schafen nähren; das Schaffleisch soll mit Cicer arietinum [אפונים] gekocht werden, und man trinke darauf warmen, mit Nardus [נרד] und Cynnamomum [קינמון] gewürzten Wein; man hüte sich Fleisch von Rindern und Ziegen zu essen. Es ist ratsam in diesem Monat den Coitus zu pflegen und mehr Bäder zu nehmen, damit die Erregung des Körpers zur Ruhe komme.

4. Im Monat Tebeth [Dezember], dessen Tage zehn Stunden und dessen Nächte vierzehn Stunden dauern, esse man fette Speisen, fettes Fleisch und trinke die süßesten gewürzten Weine, auch nehme man viele Bäder und pflege den Coitus.

5. Im Monat Šebat [Januar], dessen Nächte dreizehn Stunden und dessen Tage elf Stunden dauern, verbiete man zu essen Beta vulgaris [תרדים], Raphanus sativus [צנונות] und Fische, denn diese regen den Schleim an, dessen Überfluß in diesem Monat, wo die Feuchtigkeit der Erde mit der Kälte die Herrschaft hat, verderblich sein kann, denn der Schleim nimmt dann in der Brust, in der Lunge und den Lenden überhand, wodurch allerlei Krankheiten entstehen. Gegen diese, durch die Feuchtigkeit und Kälte verursachten Krankheiten ist folgendes Medikament zu verabreichen: man

---

[1]) [Imm. Löw: ענרה corruptes חנרא Helenium.]

[2]) Steinschneider, Heilmittel der Araber [WZKM. XI.] No. 134. Epithimum, Messabarum d. h. Opium; Lilumbacum affertur a Creta. Diosk. IV. 176. Budge I. Glossar: אפתימון: והו צמע אלכשכש אלמצרי.

nehme ein Maß frisches Allium sativum [שומים לחים], zwei Maß trockenes Zingiber officinale [זנגביל יבש] zwei Maß Cinnamomum [קינמון], drei Maß Cyperus-Wurzel [κύπειρος שורש אחר הוא קיפירום], zwei Maß Piper longum [פילפלין ארוכים] und zwei Maß Piper nigrum [פילפלין שחורים], jedes soll besonders gestoßen, dann gemischt in heißem Honig geknetet werden; von dieser Mischung gebe man dem Kranken ein Maß des Morgens auf nüchternen Magen. Wenn aber die Einwirkung der Feuchtigkeit und der Kälte einen solchen ergreift, bei dem die Trockenheit der schwarzen Galle vorherrscht, so tritt einseitige Lähmung des ganzen Körpers auf, die sich bis zur Paralysia[1]) [פרליסיאה] steigert; denn die schwarze Galle hat trocknende, den Schleim kühlende Wirkung, und der kühle Schleim gerinnt zu Knoten in den Gliedern und Beinen; wenn man es aber noch rechtzeitig gewahrt, bevor die Herrschaft der Kälte und der Trockenheit in die Knochen und in das Innere der Markteile greift, so kann man durch folgende Mittel die Krankheit fernhalten: Man bestreiche den Körper mit scharfen und erwärmenden Wurzeln, mit scharfem und erwärmendem Öl, besonders gut ist das Ricinusöl [שמן קיק], oder das Öl des Laurus nobilis [ש' ער שהוא דפנים], Terebinthenöl [פיסתקים], oder Öl des bittern Amygdalus [ש' שקדים מרים], oder Öl der Pistacia [ש' בוטנים], oder Öl der Juglans regia [ש' אגוזים], oder Öl aus dem Samen des Linum [ש' זרע פשתים], oder Öl des Raphanus sativus [ש' צנונות]; einzunehmen jedoch bereite man folgendes Medikament: rote und weiße Ferula Asa foetida [חילתית הוא לסרון אדום וחילתית לבן], weiße Sinapis-Samen [זרע חרדל לבן], bittern Amygdalus [שקדים מרים], Opopanax [γεύσιρ גיושר הוא אפופינקום], Galbanum [Ferula galbaniflua, χαλβάνη, חלבנא הוא כלבאנין], von jedem

---

[1]) Auch Galen (De Definit. Med. 242) versteht unter παράλυσις die gänzliche Lähmung: παράλυσις ἐστι πάθος βλάπτον τήν προαιρετικὴν κίνησιν. — Celsus, De Medicina (ed. Daremberg, Lipiae 1891) III. 27 sagt: Resolutio nervorum frequens ubique morbus est: sed interdum tota corpora, interdum partes infestat. Veteres auctores illud ἀποπλεξίαν, hoc παράλυσιν nominaverunt: nunc utrumque παράλυσιν appellari video.

neun Maß, ferner Cinnamomum [קינמון], Castorium[1]) [קסתוריון], Opium [אופיון], Euphorbium [אפורביון] und Ammoniacum [אמוניאקון], von jedem drei Maß gut gestoßen und in heißem Honig geknetet gebe man zehn Tage lang ein Maß jeden Morgen auf nüchternen Magen. Ferner kommt in diesem Monat, infolge des Andranges der schwarzen Galle, des Schleims und der Kälte, die Bacchus-Krankheit vor [βακχός furore percitus, שיגעון נקרא בלשון מקדון ובלשון יוון בכוציקים ובלשון ארם יקראוהו קיטרופום], wobei Wutanfälle auftreten; diese Anfälle kommen gewöhnlich bei Nacht und wiederholen sich, bis die wärmere Jahreszeit eintritt, wo die Herrschaft des Blutes und der roten Galle über den Schleim und die schwarze Galle das Übergewicht gewinnt. In diesem Monat sind auch folgende Krankheiten sehr häufig: Kopfleiden, Schmerzen in den Schläfen und Ohren, Verdunkelung der Augen, Verstopfung der Nase, Ohrensausen, Herzklopfen, Gelbsucht [ἰκτερικός ירקון הוא איקטיריקום] einseitige Lähmung und Zahnschmerzen; gegen diese Krankheiten, nachdem sie durch die schwarze Galle erregt wurde, gebe man die Pikra[2]) [פיקרא], oder die kleine Hiera[3]) [יירא הקטן] zu trinken; wenn das nicht wirkt, so nehme man Sinapis-Samen, Eruca sativa-Samen, Raphanus sativus-Wurzel, gut gestoßen mische sie mit Essig und Honig und gebe diese Mischung zu trinken, denn dadurch wird der Kranke von allem überflüssigen Schleim befreit; manche geben dem Kranken viel Raphanus zu essen und Essig mit Honig und warmem Wasser zu trinken, um das Sputum zu fördern; sollte aber hierdurch der Schleimauswurf ungenügend sein, so gebe man die Abkochung der Wurzel der Adris Thapsia[4]) mit

---

[1]) Steinschneider, Heilmittel der Araber, No. 1576: Castorium; Diosk. II. 26: κάστωρ Biberhoden; Budge I. Glossar: קסטוריון: אשכי גרדא: אשכי כלבא דמיא.

[2]) Nach Galen, De Comp. Med. VIII. 2: πίκρα ex aloë utilis ets expurgans humiditatem.

[3]) Hiera ist gleichfalls ein Abführmittel; Galen, De Comp. Med. VIII. 2 teilt mehrere Arten mit, wie es Antipater, Andromachus und andere Ärzte zusammengestellt haben.

[4]) p. 79: שורש אידריאס הוא הקטן שבקלך. Steinschneider, Heilm.

Honig und warmem Wasser, die wird allen Schleim herausholen; sollte aber selbst das nicht nützen, und der Schleim hat sich bereits derart in die Lunge gesetzt, daß ein tiefer Husten eintritt, beim Atmen Pfeifentöne hörbar werden, Mattigkeit im ganzen Körper und sogar Fieber bemerkbar wird, so nehme man dreißig Maß Piper nigrum, acht Maß Piper longum, acht Maß indisches oder sodomitisches Salz, fünf Maß Scammonium [סקמוניא] und acht Maß Zingiber, das alles mische man gut gestoßen mit Honig und gebe davon dem Kranken morgens und abends je ein Maß; wenn aber die Krankheit zu lange anhält und auch noch Schmerzen im Kopf, im Magen, heftiger Husten, Gelbsucht, Phrenitis,[1]) Schmerzen in den Lenden, Dysurie oder Beschwerden in der Blase hinzutreten, so nehme der Kranke warme Bäder, man reibe den Körper mit erwärmenden Ölen, gebe ihm fette und süße Speisen und reiche ihm folgendes Medikament: ein Maß Nigella sativa, zwei Maß Turbid-Wurzel,[2]) ein Maß Apium-Samen, drei Maß Glycyrrhiza-Wurzel,[3])

---

der Araber, No. 29: אדריאס — Diosk. IV. 154 beschreibt die θαψία als gutes Purgiermittel gegen Asthma und chronisches Lungenleiden. Auch Leunis II. 495 erwähnt, daß die Thapsia einen heftig purgierenden Saft enthält.

[1]) p. 80: ברסם הוא פרוניטיקום. Steinschneider, Wissenschaft und Charlatanerie unter den Arabern im 9. Jahrhundert [in Virchows Archiv für path. Anatomie XXXVI. p. 564, Note 3] weist auf den verbreitet gewesenen Fehler hin, wonach Birsam für Phrenitis (Phrenesis) gehalten wurde; Birsam (persisch) ist Pleuritis und Sersam ist Phrenitis; auch Juda Halevi spricht in Kusari V. 14 von ברסאם כלומר מורסא במוח, was durch Cassel, Kusari p. 403, Note 3 und Steinschneider, Die fremdsprachlichen Elemente im Neuhebräischen (Prag 1845) p. 15, in diesem Sinne korrigiert wurde. Maimuni, Pirque Mosche p. 24 sagt richtig: שרסיאם הוא פריניטשי.

[2]) p. 80: שורש תורביד הוא לימפיאדו. — p. 190 sagt Asaf; תורביד הוא שורש לומפיאדום. Bar Bahlul p. 169 erklärt das syrische אלופיאס mit arabischem אלתורביד; aus אלופיאם ist der gräzisierte Genitiv שורש לומפיאדום entstanden und אלופיאם, das nach PS. 201 auch in der Form אלופון vorkommt, ist das bei Diosk. IV. 178 beschriebene ἄλυπον (Globularia Alypum), dessen Heilwirkung ist, die schwarze Galle nach unten zu purgieren.

[3]) p. 80: שורש השוש המתוק הוא גלוקוריזין.

zwei Maß Helleborus oder[1]) Saponaria officinalis, zwei Maß Bambusa arundinacea,[2]) und zwei Maß vom Saft des Peganum harmala[3]) (Ruta graveolens), das alles soll gut gestoßen mit heißem Honig gemischt werden und davon gebe man dem Kranken je ein Maß.

6. Im Monat Adar [Februar], dessen Tage und Nächte gleich sind, tut man gut, wenn man allerlei Mittel einnimmt, um die Gedärme zu waschen und den Überfluß an Blut zu vermindern; man soll sich auch des Coitus mäßig enthalten und lasse sich im Bade mit Würzsalben massieren.

7. Im Monat Nisan [März], dessen Tage dreizehn Stunden und die Nächte elf Stunden dauern, hüte man sich, aus der Erde gezogene frische Kräuter zu essen, denn diese bringen den Schleim und das Blut in Erregung, wodurch in der Kehle knotenartige Entzündung entsteht; in diesem Falle gebe man dem Kranken die Thortos[4]) [תירטים sc. Theodoretos] genannte Medizin. Kommt aber im Kranken die schwarze Galle zur Vorherrschaft, dann wende man folgende Medizin an: man nehme zehn Maß Epithimum, drei Maß Helilegum,[5])

---

[1]) Asaf sagt hier: קונדוש המעטיש הוא איסתרותיון, weiter aber spricht er unter No. 78 und 94 besonders vom Helleborus und von der Saponaria (στρούθιον); beide sind schleimlösende Mittel und werden gegen Lungenleiden empfohlen.

[2]) טבכשיר Tabasirum, Concretion de Bambou (Steinschneider, Heilm. No. 1263); Budge II. 180 und Glossar: טבאשיר = טבכשיר bambusa sugar; Leunis II. 748 sagt: an den Knoten des Bambusrohres setzt sich eine Masse an, Tabaschir d. h. Milchsaft genannt.

[3]) פינם הוא פיננון, p. 91 sagt Asaf: פינון הוא רוטא Diosk. III. 46 πήγανον; Löw, APf. 870. Pf. bei Raschi 116.

[4]) p. 194 erwähnt: משתה הנקרא תיאודוריטום womit die hier p. 81 genannte משתה הנקרא תורטום הגדול wohl identisch ist; Avicennas Kanon V. 2. 7 teilt auch die Bestandteile des großen Theodorikon mit; דיאדרוטות ובלטין טיאודוריקון הגדול Aloë, Agaricum album, Crocus sativus, Acorum, Pistacia Lentiscus, Balsamum, Euphorbium, Piper longum, album et nigrum, Gentiana, Juncus odoratus, Costus, Teucrium lucidum, Epithimum, Cassia, Scammonium und Spica Nardi.

[5]) p. 81: חלילקים הוא מירובלנון μυροβάλανος; Löw, APf. 69, 129; Steinschneider, Heilm. No. 1997; Abus Salt 28 אהלילג אלצפר: מירבולני ציטרינ Myrobal. citrini.

drei Maß Belilegum,[1]) drei Maß Amilegum,[2]) drei Maß Turbid, fünf Maß Cassia fistula,[3]) ein Maß Polypodium vulgare,[4]) zwanzig Traubenkerne und ein halbes Maß Agaricum, alles soll gut gestoßen und in fünf Becher Wasser so lange gekocht werden, bis es zu einem Becher einkocht, dann gieße man das Wasser in ein reines Gefäß ab, die gekochten Wurzeln aber drücke man durch ein Gewebe gut aus, in diesen Saft gebe man noch ein viertel Maß Agaricum und ebensoviel Scammonium, das gebe man gewärmt dem Kranken, denn das ist das allerbeste Mittel gegen die schwarze Galle. Wenn aber die Krankheit eine Folge der roten Galle ist, so verabreiche man in diesem Monat das אקינדינין[5]) genannte Medikament, oder das Stomachikon,[6]) oder das פינטירון [?] Wenn jedoch die Ursache der Krankheit der Schleim, oder die kalten Winde (Pneuma) sind, welche in den Lenden und in den Quellen des Urins

---

[1]) בלילג — Löw, APf. 130. Terminalia Bellaria; Avicennas Kanon II. 95: בלילג ובלטין בילריס; Abus Salt 40. בלילג: מירובלני בליריקש Myrobal. bellarica; Leunis II. 465. Belerischer und gelber Myrobalanenbaum.

[2]) אמלג APf. 130. Phyllantus Emblica, Myrobalani Emblici; Kanon II. 14: אמלג וביטין מירבולני . . . הטבע על דעת היהודי הוא חם ועל דעת רבים קר Diese eine Stelle haben wir im Kanon gefunden, wo der Name היהודי erwähnt wird; s. oben p. 45. 3.

[3]) כיירשבר persisches Wort; p. 229 kommt es in der Form כייאר צמבר vor; Steinschneider, Heilm. No. 783; כיאר שנבר Caisarbare, Ghayaxambar, Cassia fistula; Abus Salt 2: כיאר שנבר — קשיאה פשטילא; Löw, APf. 349: χιαρσάμβερ, Cassia. Rinde einer Form von Cinnamomum zeylanicum; Kanon II. 386: כיאר שנבר ובלטין קאשיא פישטילא.

[4]) פיליפדיאון.

[5]) Nach dem Kanon V. 8. 43 ist das אקינדינון eine Pastille [עגית אלרודיתין ובריטין אקינדינון], die gegen Hitzfieber angewendet wird und aus folgenden Ingredienzien besteht: rote Rose, Spica Nardi, Crocus sativus, Glycyrrhiza. Agaricum, Körner des Cucumis sativus und Gummi arabicum.

[6]) איסטמכיקון στομαχικόν wurde bei den Griechen — sehr verschiedenartig zusammengestellt — als Purgiermittel angewendet; Kanon V, 9, 20 gibt folgende Bestandteile an: Myrobalan, indisches Salz, Absinthium, Agaricum Scammonium, Anisum, Apium und Epithimum und bemerkt: נגרי איצטומכיקון מחוקי האיצטומכא ומאוים המאכל והוא מועיל ראיצטומכא ולכבד ולטחול ומנקים החושים והמעים ומיציאים המותרים מכל הגוף.

vorherrschen und die Kanäle durch den Schleim, oder durch Sand und kleine Steine verstopft werden, so verabreiche man in diesem Monat das βησασᾶ-Medikament [משתה בישׁשא] welches aus folgenden Mitteln bereitet wird: man nehme vier Maß Peganum Harmala [בישׁשא], dann je ein Maß Opopanax, Sagapenuum, Bdellium, Ammoniakum, Sarcocolla,[1]) Aloë und Antirrhinum,[2]) das alles soll gut gestoßen mit heißem Honig gemischt werden, und man gebe davon dem Kranken je ein Maß in warmem Wasser. Wenn aber im Herzen die Schmerzen auftreten, so gebe man das Anacardion[3]) genannte Medikament.

8. Im Monat Ijjar [April], dessen Tage vierzehn und die Nächte zehn Stunden dauern, hüte man sich, Kopf- und Kniestücke der Tiere und frische oder getrocknete Fische zu essen, denn diese verursachen den Schleim, wodurch Mattigkeit des Körpers und die meisten Augenleiden entstehen; indem nämlich in diesem Monat die beginnende Herrschaft des Blutes gegen den sich verbreitenden Schleim wirkt und ihn in den Kopf hinaufdrängt, legt er sich störend auf die Sehorgane. Deshalb ist auch in diesem Monat nicht ratsam, sauere Speisen, auch Cydonia vulgaris [איספרגלים] und

[1]) p. 82: סרקוקולון Diosk. III. 89: σαρκοκόλλα ist die Träne eines in Persien wachsenden Baumes. Marcelius Empiricus [Mayer, II. p. 314] sagt: Herba, quam Graeci Sarcocollam, nos Argemoniam appellamus. Budge II. p. 64: Persian gum. — p. 232 gibt Asaf die Gleichung: אנזרות הוא סרקוקולון; es ist der arabische Name für Sarcocolla. Steinschneider, Heilm. No. 189. Abus Salt 15: אנזרות ist mit תיריבינטינא erklärt. Auch Kanon II. 9 hat: אנזרות ובלטין סירקאקולא.

[2]) p. 82. אינתיריאונים Diosk. IV. 131. ἀντίῤῥινον Antirrhinum Orontium; Plinius XXV. 10 (80): Antirrinum vocatur, sive anarrium, sive lychnis agris.

[3]) p. 82. משתה אנקיריאון ist aus אנקרדיון verschrieben; das Mittel war die Abkochung des Semecarpus Anacardium, oder eine Mischung, deren Hauptbestandteil das Anacardium gebildet hat; p. 194 sagt Asaf: בלדור הוא אנקרדיון d. i. das arabische בלאדור; es wurde gegen Herz- und Magenleiden verwendet (Budge II. 349), vorzüglich aber zur Stärkung des Gedächtnisses; siehe Goldziher, Muhammedanischer Aberglaube über Gedächtniskraft und Vergeßlichkeit (Berliner-Festschrift 1903) p. 140; Steinschneider, Miszellen (MGWJ. 1898) p. 364. — Kanon V. 1. 41: אנאקרדי והוא מזוג הבלדור.

Punica granatum [רימון] nicht, zu essen, denn auch diese drücken das Blut nieder und erregen den Schleim. Daher sind in diesem Monat das Purgiermittel אקינדינון[1]) und leichte warme (erwärmende) Speisen zu empfehlen. Wenn aber in diesem Monat die rote Galle überhand nimmt, so trocknet das Gehirn aus, dessen Folge dann eine Art Verrücktheit ist, und man fühlt am ganzen Körper ein Brennen wie von Brennesseln, als wenn Ameisen an der Haut herumlaufen würden, es schmerzt die Leber und der Obermagen, Geschwüre entstehen in der Kehle, der Mund trocknet aus, eitrige Blasen entstehen auf der Zunge, und da pflegen auch heftige Kopfschmerzen und Nasenblutungen aufzutreten; werden diese Symptome bemerkt, so verwende man folgendes Mittel: *Euphorbium*, Samen der *Eruca sativa*, Samen des *Apium* je ein Maß, und *Crocus sativus* ein halbes Maß soll gestoßen in Wasser aufgekocht, auf den Körper gestrichen werden; wenn aber die Pupille der Augen und die Fußsohlen safrangelb sind, wodurch eben bewiesen ist, daß die Krankheit durch die rote Galle erregt wurde, so verwende man folgendes Mittel: *Crocus sativus-Wurzel*, *Hordeum-Mehl* und *Glycyrrhiza-Wurzel* sollen in Eiweiß und Butter gekocht auf den Körper gestrichen werden. Entsteht aber in diesem Monat eine Krankheit bloß durch die Erregung des Blutes, dessen Anzeichen ist, daß das Gesicht rot, heiß und trocken ist und man die Augen kaum zu öffnen vermag, so soll man an den beiden Schläfen den Schröpfkopf ansetzen und folgendes Medikament verabreichen: man nehme *Santalum album* [צנדל לבן], *Myrrha*, *Crocus sativus*, Saft des *Saccharum officinale*[2]) *Traubenkörner*, *Foeniculum capillaceum*[3]) je ein Maß gut gestoßen und im Saft des *Solanum nigrum*[4]) gemischt gebe man davon des Morgens je ein Maß in Honig und warmem Wasser dem Kranken.

---

[1]) siehe oben p. 111, Note 5.

[2]) שכר העשוי מן קנה דמתוק.

[3]) p. 86: זרע שמרים הנקרא בלשון ארם שומר הוא פלטוצימינו.

[4]) עינבת השועל איסתרוכלון.

9. Im Monat Siwan [Mai], dessen Tage fünfzehn Stunden und die Nächte neun Stunden dauern, enthalte man sich des Badens, des Coitus und der erwärmenden Speisen, denn in diesem Monat beginnt die warme Jahreszeit und infolge innerer Erregung tritt akutes Fieber auf; ist das der Fall, so gebe man dem Kranken das רבית כבריתא[1] (?) genannte Medikament. Wenn aber das Fieber stärker wird, heftiger Durst auftritt und Gaumen und Kehle austrocknen, dann gebe man folgendes Medikament: Myrobalanum[2]) und Foeniculum capillaceum[3]) je ein Maß, Saft des Saccharum album[4]) zwei Maß, mit Sesamöl gemischt und in kaltem Wasser verabfolgt. Wenn aber infolge des Fiebers der Körper mit Ausschlag bedeckt ist, so nehme man Wurzel des Chelidonium majus,[5]) Hordeum-Mehl und aus Blei gewonnenes Psimythium[6]) je eine Hand voll, mische sie und bestreiche damit den Körper.

10. Im Monat Tammuz [Juni], dessen Tage vierzehn Stunden und die Nächte zehn Stunden dauern, erstarkt auf der Erde die Hitze und die Trockenheit des Körpers nimmt zu; da esse man feuchte und kühlende Speisen, Raphanus sativus und Frucht der Poenix dactylifera, trinke viel kaltes Wasser, enthalte sich von Wein und vielen Bädern, auch vom Coitus, damit die Wärmeerregung den Körper nicht abschwäche und ihn zu allerlei Krankheiten zugänglich mache.

11. Im Monat Ab [Juli], dessen Tage dreizehn Stunden und die Nächte elf Stunden dauern, enthalte man sich von Brassica oleracea, Raphanus sativus, Allium porrum und

---

[1]) משתה הנקרא בלשון ארם רבית כבריתא. Es ist vielleicht eine Mischung, deren Hauptbestandteil Sulfur ist; כבריתא [Gittin 86 a] = גפרית; Kanon II. 2. 344: כברית ובלטין שולפור.

[2]) חלילקים הוא מירובלנין.

[3]) p. 87: שמרים הוא מרתרון.

[4]) סוכר העשוי מן הקנה המתוק, oben ist שכר statt סוכר und das ist weder die Abkochung noch ein Extrakt des Zuckerrohres, sondern dessen Gummi; Plinius XII. 8 (17) sagt: Saccaron est mel in harundinibus collectum, cummium modo candidum, dentibus fragile.

[5]) שורש כרכום שהוא שלודוניון.

[6]) p. 87: איפיסמיתין של עיפרת Diosk. V. 88. ψιμύθιον.

Allium sativum, denn die Stärke der Sonnenhitze erregt ohnehin die rote Galle und fördert die Trockenheit des Körpers; wer in diesem Monat infolge der Trockenheit der Hitze krank wird, dem trocknet auch die Lunge aus, wodurch schwere Krankheiten entstehen. Diesen Folgen vorzubeugen, nehme man zwölf Maß Epithimum, zwölf Maß Piper nigrum, ein Maß Petroselinum makedonicum und vier Maß Scammonium, welche gut gestoßen und vermischt zu je eineinhalb Maß auf nüchternen Magen des Morgens verabreicht werden. Geht aber die Heilung langsam vor sich, so gebe man Folgendes: Ameos,[1]) Apium-Samen, Kassia, Smyrnion,[2]) Anathemis Pyrethrum und Meon je zehn Maß, Crocus sativus, Spica Nardi[3]) und Rosa centifolia[4]) je ein Maß, das alles soll gestoßen in heißem Honig vermischt dem Kranken täglich zu je einem Maß gegeben werden; außerdem gebe man ihm zu essen Cucurbita Pepo,[5]) Atriplex hortensis,[6]) gekochte Foeniculum-Blätter, Cucumis sativus, Cucumis citrullus und unreife Trauben, zu trinken aber Oximel[7]), denn diese löschen die innere Hitze. Wenn aber die Hitze in den Kopf gestiegen war, so lasse man ihn das Purgiermittel Pikra[8]) trinken und aus Cydonia vulgaris bereiteten Honig mit Citrus medica essen, denn diese stillen die Erregung der roten Galle, lösen die Trockenheit auf und drücken die Hitze nieder, damit als Folge der roten Galle keine Phrenitis entstehe; dem vorzubeugen und die Erregung der roten Galle und des Blutes

[1]) p. 89: ניניה הוא ננכואה והוא אמיום s. oben p. 87, Note 2.

[2]) מורא הוא איזמירנין Diosc. I. 77. σμύρνα Myrrhe, die Träne eines in Arabien wachsenden, der ägyptischen Akazie ähnlichen Baumes, Balsamodendron Myrrha. Löw, APf. 246.

[3]) נרד הוא נרדים תכום הוא איספיקא.

[4]) שושן יבש הוא רודון.

[5]) דילועים הם קולוקינתיאה.

[6]) קיטיפין הוא כרוסולכנון והוא אתרופליקי Diosk. II. 145: ἀτράφαξις wird auch χρυσολάχανον genannt. APf. 337.

[7]) p. 90: חומץ בדבש ὀξύμελι אוקסומילין.

[8]) siehe oben p. 108. Note 2.

zu stillen, nehme man Cuminum, Origanum maru und Herba lanaria[1]) [איסטרותיון στρούθιον] je ein Maß, stoße und mische sie in heißen Honig und gebe davon dem Kranken je ein Maß auf nüchternen Magen. Wenn aber die Krankheit schon veraltet und die Hitze der Galle so hoch ist, daß die Gelbsucht auf dem Gesichte zu erkennen ist, so gebe man nichts ein, sondern lege auf den linken Arm den Schröpfkopf an, lasse sieben Tage hindurch warme Bäder nehmen, um die Kraft des durch die Galle erregten Blutes niederzudrücken. Man muß jedoch sehr vorsichtig sein, damit das Blut nicht zu tief herabgedrückt werde und nicht die drei anderen Elemente: die rote und schwarze Galle und der Schleim die Herrschaft gewinnen; in diesem Falle nehme man Amomum cardamomum,[2]) die Frucht der Pistacia palästina, Samen der Peganum Harmala[3]) je acht Maß, diese stoße und mische man mit heißem Honig und davon gebe man des Morgens je zwei Maß in warmem Wasser dem Kranken. Bei Manchen kommen in diesem Monat infolge der Erregung der roten Galle heftige Leibschmerzen, mit trockenem Fieber verbunden, vor, denen gebe man des Morgens und des Abends die Abkochung des Sumach[4]) und Foeniculum-Samen, ferner aus Cydonia vulgaris bereiteten Honig mit Oxymel, oder aus saueren Trauben bereiteten Würzwein[5]) mit Oxymel, oder aus Morus bereiteten Würzwein. Bei Manchen entstehen böse Geschwüre in den Schenkeln, der ganze Körper wird von Grind bedeckt und heftige Kopfschmerzen treten auf, da lege man auf den Kopf mit Essig vermengtes Amygdalum-Öl, oder Sesam-Öl, und zum Einnehmen nehme man eine aus fünf Maß Daucus carota [דוקון] und vier Maß Vitis

---

1) siehe weiter Nr. 94.

2) p. 91: קאקלה הוא כבריאום κακοῦλε; APf. 349; Kanon II. 632: קאקלה ובלטין קרדמומום. — PS. 3614 (BB): קבּרוּם cachrys אלקאקלי dicit Salmasius, quod κακοῦλε = κάχριον sit cardamomum vulgare.

3) פינון הוא רוטא.

4) p. 92: סומקים הנקראים רוז.

5) נורך שהוא עסים הענבים החמוצים.

vinifera-Frucht [אגריאו איסטפידין ἀγριοσταφίδα] in heißem Honig bereitete Mischung; zum Erbrechen jedoch gebe man Folgendes: aus dieser Mischung nehme man vier Maß, gebe dazu ein Maß Moringa arabica,[1]) und davon nehme man des Morgens ein Maß in warmem Wasser und Honig.

12. Im Monat Elul [August] beginnen die Herbstwinde zu wehen, die Jahreszeit wechselt, und da ist auch der Körper des Menschen einer Änderung unterworfen, da treten zumeist bei Jünglingen, die im Alter von 17 bis 20 Jahren stehen, Fieberkrankheiten auf; dagegen gebe man eine aus Sagapenum- und Apium-Samen bereitete Mischung; gegen Schüttelfrost aber gebe man das רבית כברית״א[2]) benannte Medikament, oder die Abkochung der Ferula Asa Foetida.

VIII.
Asafs Therapie.

Die Wiederherstellung der gestörten Elementen-Harmonie ist das Ziel der Therapie und der Hauptgesichtspunkt, den der behandelnde Arzt ins Auge fassen muß. Vorerst hat er eine genaue Diagnose festzustellen, welches der Elemente die Störung verursacht habe, und dann welche Gründe die abnormale Übermacht oder Schwächung des Elementes herbeigeführt haben; diese Erkenntnisse sollen den Arzt, nach gründlicher Prüfung der Aufnahmefähigkeit des kranken Körpers und unter Rücksicht auf die herrschenden atmosphärischen Einflüsse, zur Wahl der Heilmittel bestimmen, deren spezielle Kraft entweder das überwiegende Element niederzudrücken, oder das geschwächte Element in die normale Lage zu bringen vermag.[3])

---

[1]) p. 93: פרי עץ שמן הוא חבאלבאן APf. 420. — Kanon II. 278: חב אל באן ובלט״ן גראנום בין — Steinschneider, Heilm. No. 511: Granum Ben.

[2]) s. oben p. 114, Note 3.

[3]) p. 15: על כן ראוי לחכם בראותו את האדם לדעת את הכרת אותות תחלואיו ומכאוביו לפי מחלקית ארבעת מוסדותיו ולנהוג ברפואתו לפי שאת כוחו לרפואת נגעו. — p. 14: על כן ראוי לאדם להשמר ולדעת זמני החולי לתקופותיהם ולמועדיהם וגם להתרפא במבחר התרופות הראויות להרפא בהן.

An folgenden Symptomen ist zweifellos zu erkennen, welches der Elemente im gesetzten Fall die Krankheit erregt hat:

In den meisten Fällen, wo die Krankheit vom Phlegma herrührt, tritt Erbrechen, viel Speichelauswurf und Appetitlosigkeit auf, es schmerzen der Kopf, die Zähne, die Knochen und Glieder, der vermehrte Schleim reizt zum Husten und auch die Augen triefen von Tränen.[1])

Waren das Blut und die rote Galle die Krankheitserreger, so ekelt den Kranken vor jeder Speise, akutes Fieber ergreift das ganze Innere, der Pulsschlag ist sehr heftig, brennender Durst quält den Kranken, Gaumen, Kehle und Zunge trocknen aus, der Mundgeschmack ist bitter und die Farbe des Urins ist wie die des Bieres oder der Viehgalle, und er hat meist viel kotartigen Bodensatz.[2])

Eine Folge der schwarzen Galle sind die verschiedenen Arten von Aussatz, Ausschlägen und Geschwüren, ferner die linksseitige Lähmung, Epilepsie, Geistesstörung, Wutanfall, Seitenstechen und Paralysis.[3])

Die Folge der in den Eingeweiden eingeschlossenen Winde sind Schmerzen in den Nieren, in der Leber, im ganzen Unterleib, ferner Verstopfung und Urinverschluß, Schmerzen in der Harnblase und in den Harnkanälen, es

---

[1]) p. 38: על רוב נגעים אשר תחילתם מתולדות הליחה אלה הם אותותם כי החולה תתקיטט נפשו להקיא וגם ירבה לרוקק וגם מאכלו לא יערב לו ולא במהרה יוכל לבלוע והקרה מושלת בראשו מרוב ליחתו וראשו ושיניו מכאיבים וגם עצמותיו ואיבריו יכאבו לכובד הליחה ויסתמו בו מכאובות חזיהו וישעיל לרוק רוב ליחה ותרבה הדמעה ליזל מעיניו.

[2]) p. 39: ואם יהיה תחילת חליו מתיגרת הדם והמררה זאת לך הכרת מחלתו כי תתעיב נפשו כל אוכל וקדחת חדה מושלת בו לוהטת חדרי קרביו ונידי זריעיו ממהרים לדפוק ברוב המצוקה ותבער בו הצמא מאוד כל ישבע מים והיכו יבש אף גרונו ולשונו נחרבת בצמא ונידיו מלאו דם וטעם פיהו מר ומראה השתן כמראה השבר וכמו מרירת הבהמה ורוב אשר ישתין כרפש וטיט בתחתית השתן.

[3]) p. 42: אלה תילדות נגעי המרירה השחורה הצרעת והבהרת והנתקים וכל מיני שחין והשיגעון והנכלים והמיובשים לאחד צידיהם לצד השמאלי והנופלים להתחבט לארץ להריר קצפם מפיהם והאוכלים בשרם בבלי דעת והרצים ערומים ומסקלים ערומים באבנים עם כל נגע המסיר את הדעת ורוב מיני דקרים בעד השמאלי ונפלגים בנגע פרליסיאה.

sammelt sich der Bodensatz in der Blase an und da entstehen die Blasensteine.[1])

Wenn, ohne sonstige erkennbaren Symptome, bloß F i e b e r auftritt, dessen Ursachen und Arten sehr verschieden sind, so soll man vorerst dem Kranken die Speisen entziehen und ihm sieben Tage lang nur das zur Erhaltung des Lebens Notwendige reichen, denn viel Essen fördert noch die Hitze des Fiebers, und will man, daß sich die Glut des Feuers verringere, so soll man den Brennstoff entfernen.[2])

Bei allen Krankheiten soll der Arzt den Puls an der Hand und das Bauchfell [Hypochondrium] untersuchen; ist der Pulsschlag ruhig und das Bauchfell üppig, so hat man nichts zu fürchten.[3])

Die Anwendung der Heilmittel geschieht durch Flüssigkeiten,[4]) Pillen,[5]) Inhalierung,[6]) Gargarismen,[7]) durch Eintropfen[8]) in die Augen, Ohren und Nasenlöcher, oder äußerlich durch lokales Aufstreichen.[9])

Die Heilmittel sind einfache und zusammengesetzte, je nachdem die spezielle Kraft eines Mittels durch korrelate

---

1) p. 41: ואם מפני רוחית קרבי קרהו החולי אזי יאחזוהו כאב הכליות עם נגעי התחתיניות למכאובים גיד הנשה והכבד והכסלים והצד הימיני וכאב הגויה ויובש הבטן ועוצר המיעים ועוצר השתן וכאב הנבל מקוות השתן וכאב מתחת לטביר וכל מקורות השתן יכאבין ובתעלות מוצא השתן יהיה הכאב עד הקבץ שמר השתן אז תיוודע האבן אם גדולה היא אם קטנה.

2) p. 44: וללמדך לנהוג ברפואות הקדחת לתולדותיה למיניה לאותותיה כי רבים מיני הקדחת אך רוב האוכל יבעיר בה כי כאש הנלהבת בין הקדחת אם תסיר את העצים ואת הקש מקרב האש באפס עצים תכבה כן הקדחת באפס אוכל תשפל אך יאכל דבר מיעט די מחיית הנפש ולהרעיב שבעת ימים.

3) p. 250: בכל מיני החלאים . . . שלח ידך למשש ולאחוז בעור הבטן אם ראית כי הוא עב ושמן אל תירא . . . תמושש גיד הזרוע השכל בו אם נודע לך כי ידפק בנחת.

4) משתה תרופה passim.

5) יתגוללו גלולות קטנות passim.

6) p. 132: יקטירו ממנו על האש לבוא עשנו בגרונו.

7) p. 39: יתגרגר בו ויעצירנו בפיו ובגרונו עד הימשך הליחה מראשו וממקורות חוזהו

8) p. 141: להטיף בתוך העין. – p. 140: להטיף בתוך האוזן. – p. 138: להשפיע בנחירים.

9) p. 134: וימשוח בו מבחוץ. – p. 137: לחבוש ממעל. – p. 218: יטח אותו על נייר הוא כרטס.

Mittel erhöht, oder verschiedene Wirkung erzielt werden muß. Viele zusammengesetzte Mittel sind als Spezifika bloß mit dem Namen erwähnt und als bekannt vorausgesetzt; diese sind: אוקסומילין[1]) (ὀξύμελι, arab. סנגבין oder סכנגבין). אידרוגאגין[2]) (ὑδρογαγον), אילִיקטרין מתוק oder לקטואריון[3]) (süßes Elektuarium), איסטומכיקין[4]) (στομάχικον), איפומיקנום[5]) (ὤφιον μηκόνιον), אמזונון[6]) oder הלות אמזונית (Amazones), אקינדינון,[7]) אתנסיא[8]) oder אתנסכיא (ἀθανασία), בטוניא[9]) פרמקון (Βιθυνὴ φάρμακον), גווריש,[10]) דיאופונטיקון[11]) (διαπόντικον), דייפיגנון[12]) (διαπήγανον), דייאקוסמון[13]) oder קוסימוס (διακόσιμον), הינמוז הגדול,[14])

---

[1]) siehe oben p. 115, Note 7.

[2]) p. 236. Galenus, De Purgantium Medicamentorum facultate. 1. erwähnt es als aquosam naturam efficiens.

[3]) pp. 170. 180. 200. 208. Kanon V. 3. 19 erwähnt מרקחת מסך ובלטין די מישקי gegen stomachische Affekte, Herzklopfen und Hämorrhoiden.

[4]) pp. 17. 42. 81 ein Purgiermittel; siehe oben p. 111, Note 6.

[5]) p. 1o3. Eine Abkochung des Papaver somniferum.

[6]) pp. 185. 239. Amazon-Tabletten: siehe oben p. 43.

[7]) pp. 17. 81. 83. 81 ein kühlendes Mittel gegen Fieber. Kanon V. 8. 43: אל רודיתון ובלטין אקינדינון מועיל מן הקדחות הנלהבית besteht aus rote Rose, Spikenard, Crocus sativus, Glycyrrhiza, Agaricum, Körner des Cucumis sativus und Gummi arabicum.

[8]) pp. 201. 209. Das Medikament Athanasia wurde mannigfaltig zusammengesetzt; bei Galen, De Antidotis II. 8 wurde es stomachicis, sanguinem spuentibus, hepaticis, lienosis, vesicae, uteri affectibus empfohlen. Budge II. 407 teilt Mischungen der großen und der kleinen Athanasia mit. Siehe auch Kanon V. 53. 54.

[9]) p. 178. Eine Salbe gegen Podagra. Galenus, De Comp. Med. IX. 3 erwähnt es gegen Ischias und erklärt den Namen: Hoc emplastrum quidam vir Bithyniensis usus.

[10]) pp. 200. 208. הוא ליקטאריון למלכי פרס ein Lieblings-Elektuarium der persischen Könige. Eine Zusammensetzung findet sich im Kanon V. 3. Salomoh ben Samuels Hebr.-Pers. Wörterbuch ed. Bacher, Beilage 69 erklärt es als medicamentum compositum, quod cibi digerendi causa edunt.

[11]) pp. 182. 195. 198 passim. Galenus, De Comp. Med. VII. 4 erwähnt ein medicamentum Arrhabiani, quod Ponticum dicitur und teilt die Zusammensetzung mit.

[12]) p. 193. Tablette, deren Hauptbestandteil das Peganum harmala ist.

[13]) p. 193 und 172.

[14]) p. 175 ist vielleicht identisch mit Kanon II. 151: נמיז ובלטין ומיאיז היא פונץ דפאראון המהות הוא השקמים וימצאו בארץ מצרים ובארץ הצבי ודומה לתאנים.

טריפירא,[1]) יירא פיקרא und יירא לוגדיון[2]) (Hiera pikra und laudata), מולאקין[3]) (μαλάκτικα), מוסא[4]) oder מוסייא, סניזנייא,[5]) ענגרה[6]) פאניד,[7]) פאוולקין[8]) (φιλάκουον), פוכתג,[9]) פוליכריסטון[10]) (πολύχρηστον) und פנכריסטון[11]) (πάνχρηστον), פילונייא[12]) (φιλωνείον), פינטאידום[13]) (πεν-

---

[1]) p. 205. Kanon V. 23: אטריפל הגדול נקרא בלשונם טריפירא מננא מועיל מרוע העכול וקור האצטומכא וביחוד למיעים.

[2]) pp. 42. 78. 82. 90 passim; siehe oben p. 108, Note 3. Es ist ein wirksames Purgiermittel; Kanon V. 2. 1 erklärt den Namen Hiera: הוא שורש ושם לכל המחקן ומשלש זה ביאורו ופרושו הרפואה האלהית . . . כי מעשה המשלשל הוא ענין אלהיי נמסר לכח טבעי. Kanon V. 2. 3 erklärt das Wort לוגדיון mit מבורכת. — Verschiedene Zusammensetzungen siehe Kanon, ib. Budge I. 49 ff. Galenus, De Comp. Med. VIII.

[3]) p. 68 erweichendes, oder trocknendes Mittel.

[4]) p. 180. 184. Galenus, De Comp. Med. II. 1 erwähnt Antonius Musa, von dem viele Medikamente gegen allerhand Krankheiten stammen und welche nach ihm benannt werden.

[5]) pp. 106. 197. Kanon V. 1. 38—39 spricht von סחרניא גדולה ובלטין שניזניאה מננא und von סניזניאה מינור und ist aus Castorium, Opium, Asarum, Meon, Valeriana Phu, Daucus carota, Piper nigrum, Galbanum, Costus und Crocus sativus zusammengesetzt.

[6]) s. oben pag. 106, Note 1.

[7]) p. 234: פאניד הנעשה מדבש הקנה המתוק aus dem Saft des Zuckerrohres bereitet. Kanon II. 581: פאניד . . . יותר עבה מהסכרי.

[8]) pp. 25, 41. 71. 222 siehe oben p. 105, Note 1.

[9]) p. 18 persisch בכתג = gekochter Most; Maimuni, Pirqué Mosche p. 98: מי בכת"ג הוא תירוש ענבים שנתבשל בשול רב מאוד. Teschuboth ha-Geonim, ed. Harkavy (Stud. u. Mit. IV.) p. 23: חד טיליא שיש בו חדות ביותר ובטיית נודע מייבכתג ועקרו לשון פרסי.

[10]) p. 183. Galenus, De Comp. Med. V. 1 bringt hiefür mehrere Rezepte; der Name bedeutet: multis affectibus convenit.

[11]) pp. 181. 182. 195. 212 passim. Galenus, De Comp. Med. VII. 5 erwähnt mehrere Rezepte. Plinius XXIII. 7 (71) spricht vom Panchrestos stomatice, auch Luftröhrensaft (arteriace) genannt, der aus Maulbeersaft, Honig, Myrrhe und Safran bereitet wird.

[12]) p. 200. 202. 208. 210. Galenus, De Antidot. I. 2 sagt: φιλωνείον medicamentum stuporis sensum infert. Kanon V. 60 bringt hiefür mehrere Rezepte. Auch bei Budge II. 189 wird das φιλονεῖον φάρμακον erwähnt.

[13]) pp. 18. 193. Ein Medikament aus fünf Ingredienzien bestehend: Epithimum, Agarikum, Colcotar, Aloë und Skammonia.

ταειδής), פיטרוניום[1]) הנקרא פילואנתרופוס[2]) (φιλάνθρωπος) פינטירון,[3]) קוסיון,[4]) קידוניון[5]) (κυδώνιον), כבריתא רבית.[6]) תורטום oder תיאידוריטום.[7]) und תירייק (טירייק Theriak), welches in zahllosen Zusammensetzungen gegen Vergiftung empfohlen wurde. Als wohlbekannt vorausgesetztes Pflaster (איפלסטרון ἔμπλαστρον) wird das אפוסטוליקון[8]) (ἀποστολικόν) erwähnt.

Die einfachen Heilmittel sind anorganische und organische. Aus dem anorganischen Naturreich werden folgende genannt: אבן אגיגיטים[9]) (γάγατος λίθος), אמיאנטון[10]) (ἀμίαντος λίθος) אמייטון הוא אפרוסילינו[11]), אספלטון[12]) (ἄσφαλτος), אפוניטרון[13]) (auch

[1]) p. 171: Petronius? So nennt auch Galen, De Comp. Med. V. 11 eine aus vielen Bestandteilen gemachte Pastille.

[2]) p. 205. Galen, De Simpl. Med. VI. 50 nennt eine Pflanze so; vielleicht also deren Abkochung.

[3]) p. 81 vielleicht ποτήριον?

[4]) p. 137. Galenus, De Comp. Med. VII. 5 spricht von einem Medikament des Cosi (Κόσου) gegen humores aegre eductiles, und welches aus Myrrhe, Honig, Piper und Opopanax besteht.

[5]) p. 40. Galenus, De Simpl. Med. VIII. 16 spricht vom cydoniorum succus coctus cum melle.

[6]) pp. 86. 92. 94 siehe oben p. 114, Note 1.

[7]) pp. 81. 194. Nach dem Namen des Erfinders Theodoretos benannt. Kanon 2. 7—11 bringt dessen Zusammensetzung.

[8]) p. 204. 211. 218. Kanon V. 11. 12: אספלני אלרסל יבלטין אפוסתיליקון gegen Hämorrhoiden, Skropheln und harten Fisteln. Budge I. 152: דמתקרא תרעסרתא על שם תרעסר שלוחי benannt nach den zwölf Aposteln.

[9]) p. 19'. Diosk. V. 145 erwähnt den Gagatstein als ein Mittel gegen Epilepsie; BB. 441; arab. חגר עאעאטים.

[10]) p. 213. Diosk. V. 155 gegen Podagra.

[11]) p. 193. Nach BB. 267 ist אפרוסלינון zur Bezeichnung einer Mischung von Argentum und Argentum vivum gebraucht worden.

[12]) pp. 172. 193. 199. 210: אספלטין הוא החומר היוצא מים הערבה. Diosk. I. 99 sagt: Der jüdische Asphalt verdient den Vorzug vor den übrigen. Auch Galenus XI. 2. 10 sagt, daß der beste Asphalt γεννᾶται κατὰ τὴν νεκρὰν θάλασσαν.

[13]) p. 204: קולופונייא מרק של חורשי נחושת הוא אפוניטרון ἀπόνιτρον = ἀφρὸς νίτρου (Diosk. V. 130. Galenus IX, 3. 18) unreines Natriumcarbonat. Der Ausdruck מרק bei Asaf wird wohl auf בורק zu emendieren sein, nachdem BB. 251 vom אפרוניטרון sagt, es ist arab. אלבורק אלזבד. Auch Sal. b. Sam. Hebr.-Pers. Wrtb. ed. Bacher p. 77 erklärt das אפרוניטרון mit spuma vitri, vulgo Borax.

קולופונייא ἀπόνιτρον-κολοφωνία), ארסיניקין[1] (auch זרניך ἀρσενικόν), בוראקין[2] (Borax), גבש[3] (auch ייפסום γύψος), גופרית[4] (Sulfur), זיבק[5] (Argentum vivum), זינגר[6] (aerugo), זפת[7] (Pix), חומר[8] (Terra), אבן טוטייא[9] (λίθος θυίτης), טרטרון[10] [Tartaron], מלח[11] (sal), מרקשיתא אבן[12] (πύριτος λίθος), נפת[13] (auch פיטטרוליאון νάφθα), נשדור[14])

---

1) p. 218. Diosk. V. 120. Kanon II. 231: זרניך ובלטין ארסיניקום.

2) p. 228: אבקת פינקאר [Imm. Löw: ist in תינקאר = Borax zu emendieren.] הוא בוראקין. — Abus Salt 512: בורק = ניטרו; Budge I. Glossar: בורק נטרון יביט בה אלכתאם νίτρον.

3) p. 194: גבש הוא ייפסום.

4) passim. Diosk. IV. 123.

5) p. 232. Kanon II. 2. 229: זיבק ובלטין ארגינטום ויווב הוא כסף חי; IV. 6. 2: כסף חי ונקרא זיבק.

6) p. 186: אירין היא חלדת הנחושת ודוא זינגר. — Kanon II. 239: זנגר ובלטין זיניאר הוא וירדי... נותנים כלי נחושת על כלי שיש בו חימץ ויעזבוהו עד שיעלה הזנגאר עליו. — BB. 148: אירין arab. זנגאר. APf. 224: זינגרא Rost.

7) passim. Diosk. I. 94 πίσσα. Kanon II. 237: זפת ובלטין פיקש ... יש ממנו ימיי והוא שחור ... ויש ממנו הררי ... ויש ממנו היוצא מן האילן. — BB. 696: זפתא שחימתא זפתא דימא זפתא דטורא זפתא יבישתא.

8) p. 202 חומר אדום und חומר החתום; über terra sigillata siehe oben p. 25, Note 4 ff. Asaf spricht p. 163 von טיט לבן, auch Diosk. V. 169–180 hebt die weiße eretrische und samnische Erde, zum Umschlag gebraucht, besonders hervor.

9) p. 199 gegen Augenleiden. Auch Diosk. V. 153 meint, der Thyit-Stein reinigt die Pupille vor Verdunkelung. Budge I. 604. II. 719 arab. חיתיא lapis ex quo collyria parantur.

10) p. 194: המלח הנדבק בחביות הוא טרטרון. Ablagerung im Weinfaß. Donnolo, ספר הכמוני p. 29: חביות היין שהן ברוב שנים המובא בהם יין בכל שנה אם יגדרם בכלי ברזל יוצא מהם כמו אבן הנקרא בלשון יוון ורומיים טרטרון.

11) p. 79: מלח הודו indisches, p. 79: מלח סדומית sodomitisches und p. 186: מלח הנחצב Steinsalz. Diosk. V. 125.

12) p. 159: Diosk. V. 142 gegen Augenleiden. Pyrit-Markasit. HA. 1853. PS. 1946. Steinschneider, Die fremdsprachlichen Elemente im Neuhebräischen (Prag 1845) p. 15.

13) p. 99: שמן נפת הוא פיטטרוליאון Diosk. I. 101. Abus Salt 226: נפט = פיטרוליאום.

14) p. 199: נשדור הוא מלי אמונייאקין של ארץ ארמט. Galenus IX. 3. 3 ἀρμενίακον eine Salzart gegen Augenleiden. Kanon II. 499: נשאדר ובלטין שאל ארמוניאקוב יועיל מלובן העין. — BB. 183: אמוניאקון = אנושאדור מלחא דהו. Jellinek in Konterosz Debarim Attikim ed. Benjacob (Leipzig 1846) p. 34: נשדור נושאדר [Gittin 69] אמונייק בלי ערביי.

(Sal armeniacum), נתר[1]) (Natron), סיד[2]) (calx), אבן פוך[3]) (auch στίμμι, stibium), קורלין[4]) (κοράλλιον), קורסיאה[5]) (cerussa?), קלימייא[6]) (fuligo aeris), קלקנתום[7]) (Vitriol) und אבן שדנה[8]) (Haematitis).

Unter den organischen Mitteln des Tierreiches werden genannt: אישתינקום[9]) (Scincus), ביקלו מרינו[10]) (פוקיין Phoca), חגבים[11]) (Locusta), חכסושתא[12]) (Gryllus domesticus), חרדון[13]) (Stellio vulgaris), מרירה[14]) (χόλη), עיף הלבן[15]) (Larus

---

1) pp. 39. 100. passim. p. 98: הנתר הנקרא בכל לשון ניטרון האדום. Diosk. V. 129. Natrium Carbonicum.

2) p. 199 gegen schlechte Zähne. Diosk. V. 132 spricht vom gebrannten Kalk (ἄσβεστος, calx viva), welcher aus Meermuscheln, oder aus Marmor gebrannt wird.

3) p. 186: אבן פוך הוא איסטומיון gegen Augenleiden.

4) p. 177 gegen Dysurie; dieselbe Wirkung auch bei Diosk. V. 138 und Plinius XXXII. 2 (11). APf. 211: קורלינא Corallina.

5) p. 165: מי האפר הוא קורסיאה.

6) p. 199: קלימייא של זהב. — Kanon II. 646: קלימיא אל זהב ובלטין קלימי ארגינטי... קלימיא אל פצא ובלטין קלימיא אאורי. — Budge I. Glossar: קדמיא arab. אקלמיא (καδμεία).

7) pp. 207. 226. APf. 340. χαλάκανθος. Sal. b. Sam. Hebr.-Pers. Wrtb. ed. Bacher. p. 73: קלקטורין minera sali similis (vitriolum) quinque colorum, arabice rubrum, graece קלקנד (χάλκανθον) dictum.

8) p. 235: אבן שדנה הנקרא בלשון יוון אימאטיטיש. Diosk. V. 143.

9) p. 172: דג הנקרא אישתינקום. Diosk. II. 66: σκίγκος. Kanon II. 537: סקנקור ובלטין שיטינקום Löw, Eidechsennamen 142, Nr. 32.

10) p. 204: עגל הים הוא פוקיין והוא ביקלו מרינו. Meerkalb. Diosk. VII. 70. Löw, Fischnamen Nr. 96.

11) p. 221. Diosk. II. 57. ἀκρίδες Locusta viridissima.

12) p. 221: צלצל הבתים שאין לו כנפים הנקרא חכסושתא הוא כונפוסא [I. Löw: verschrieben aus חבשושתא] — Kanon II. 402: כנפאס ובלטין שקאראביאוש. — Teschuboth ha-Geonim ed. Harkavy (Stud. u. Mit. IV.) p. 23: חיפושתא כנפסא בטיית גמלניתא גדולה בבריתה ורגליה ארוכות. — Haja Gaon Comm. zu Toharoth [Parah IX. 2]: חיפושית מהלכת על ארבע כונפוס אפרנא מתלא אנבוכא.

13) p. 214: חרדון ההולך על כפיים ומראהו ירוק וימצא ביערים בימות האביב. Diosk. II. 69: σαύρα. Eidechse. Kanon II. 269: חרדון ובלטין לצירטום הוא לדירט Lizard. Löw, Eidechs. 16.

14) p. 98: מרירת הדג המקושקש [I. Löw: ist wohl λεπιδωτός = Schuppenfisch?] — p. 101: מרירת החזיר. — p. 97: מרירת הארנבת. Diosk. II. 96 spricht von der Wirkung der Galle verschiedener Tiere.

15) p. 172: עוף הלבן האוכל את הדגים Möwe.

argentatus), עטלף[1]) (Vespertilio), עשת שן[2]) (Elfenbein) und Exkremente von Tauben und Schwalben.[3])

Alle diese organischen und anorganischen Mittel sind als Ingredienzien jener zusammengesetzten Medikamente erwähnt, welche in zahlloser Menge dem Asaf-Buch als Anhang angegliedert sind. Systematisch behandelt Asaf die Heilmittel aus dem Pflanzenreiche [pp. 120—170], welche Behandlung wir im Folgenden wiedergeben:[4])

1. Die Iris[5]) (ἶρις); siehe oben I. Teil p. 50.

2. Das Akoron[6]) (ἄκορον), dessen Wurzel den Wurzeln der Iris, die Blätter aber denen des Schilf-Rohres gleichen, sind aber nicht so lang, die Wurzel ist wohlriechend, seine Kraft neigt der Wärme und Trockenheit zu, seine Kraft ist so stark, wie die von Nr. 1; es nützt gegen Dysurie, wenn davon eine Unzie in drei Bechern Wasser so lange gekocht wird, bis es zu einem Becher sich einkocht, so löst es den Urinfluß; eine Drachme oder Schekel davon heilt Schmerzen in der Seite, der Brust, der Leber, der Milz und alle sonstigen Schmerzen, welche im Innern des Leibes auftreten; es nützt auch gegen Herzbeklemmung und Atembeschwerde, gegen

---

1) pp. 214. 220. Kanon II. 393: בפש ובלטין וישפירטיליאו הוא עטלף.

2) p. 206 gegen Herzklopfen. Diosk. II. 61 empfiehlt ὄδοντα ἐλέφαντος gegen Paronychie.

3) p. 229: חרי יונים und חרי הציפורים הדרורים.

4) Was Asaf mit Dioskurides gemein hat, das ist gesperrt gedruckt.

5) שורש שושן ברא הוא איריון. — p. 98: עשב הנקרא בלשון יוון איריום
ובלשון ארם שושן ברא. — K. II. 34: איריסא פרחו כמין תכלת ואיריאוש פרחו
המהות השורש שושן . . . לבן. — Diosk. I. 1 ἶρις. BB. 150: אירסא דבריא
wird arab. שושן אלברי genannt. — Buge I. Gl. אירסא: אצל אלשושן.

6) ואנפן [ואנש] אקורון שרשיו דומין לשרשי איריון ועליהו דומה לקנה. — p. 96: בלשון יוון אקורון ובלשון ארם ואנש. — p. 109: בכל לשון אקורון. — p. 114: ואג ובכל לשון נקרא אקורון. K. II. 218: וג הוא אקורוש המהות שרשו צמח כמו אלברדי באפיקי המים. — Abu Salt 128: אקורי = ואג. — APf. 131. Iris pseudacorus. — Diosk. I. 2 ἄκορον. — Das Akoron des Dioskurides ist Acorus calamus und Diosk. hebt die Ahnlichkeit der Blätter mit denen der Iris hervor, und von den Wurzeln sagt er, daß sie denen der Iris nicht unähnlich sind.

Konvulsionen, Herzklopfen und Kardiakus; heilt auch alle Frauenleiden, welche von der Gebärmutter kommen; nützt auch verdunkelten Augen, wenn man den Saft der frischen Wurzel in die Augen tropft. Diese Wurzel wird auch sonst den meisten Medikamenten beigemischt, wie Nr. 1.

3. Das Meon[1]) (μῆον), dessen Blätter dem des gemeinen Steckenkrauts (Ferula communis) gleichen, die Wurzeln groß und wohlriechend, wie der Geruch des Zedernbaumes sind, die Kraft erwärmend und stark ist, nützt gegen Nierenschmerzen und löst den Nierenstein, wenn es in Wasser bis zu einem Drittel eingekocht getrunken wird; ist auch ein vorzügliches Mittel gegen Dysurie und bringt den Urin in Fluß; heilt Krankheiten, welche in den Eingeweiden und Gedärmen durch die Winde verursacht werden; nützt allen Frauenleiden, gegen Schmerzen in den Hüften und in der Brust, gegen feuchten und trockenen Husten, gegen Lungen- und Atembeschwerden, wenn es gestoßen in Honig geknetet mit warmem Wasser getrunken wird; wirft jemand beim Husten Blut aus, oder uriniert jemand Blut, oder wenn die Menstruation lange anhält, so soll ein gehöriges Maß dieser Wurzel mit Honig und warmem Wasser genommen werden; kleinen Kindern, die nicht urinieren können, soll diese Wurzel auf den Bauch gebunden werden. Wer aber von dieser Wurzel viel einnimmt, der bekommt Kopfschmerzen.

4. Der Kypeiros[2]) (κύπειρος), dessen Kraft erwärmend,

---

[1]) p. 122: נקרא בכל לשון מיאון. — Nach Diosk. I. 3 gleichen die Blätter nicht der Ferula comm. sondern dem Anethum (Dill), und bei Kindern, um den Harn zu treiben, wird es nicht auf den Bauch (בטן), sondern auf die Schamteile gelegt (παιδίων δὲ καταπλασθέντος τοῦ ἐφηβαίου).

[2]) p. 123: סוער[ד]א ונקרא עץ קיפירום ובלשון רומיים יוקורדיצי. — APf. 277. arab. סער syr. סעדא. — Diosc. I. 4 sagt: den κύπειρος nennen die Römer ἰούγκι ῥαδίκευ.. — K. II. 507: סעד ובלטין סיפורום. — Cyperus rotundus.

trocken und stark ist, nützt den Nieren, der Dysurie und gegen Wassersucht, wie auch gegen Skorpionenstich, gegen Ausbleiben der Menstruation; er heilt auch alle Arten Geschwüre im Munde, welche das Zahnfleisch anfressen, wenn dessen Wurzel zerrieben darauf gestreut wird; nützt auch in Krankheiten der Eingeweide und stärkt den Bauch gegen Diarrhoe; wenn er gestoßen auf das Haar geschmiert wird, so enthaart er die Stelle, wie Auripigment [זרנך].

5. Das Kardamomon[1]) (καρδάμωμον), dessen Kraft erwärmend und stark ist, löst Nierensteine; das beste Kardamomon wächst im Ararat-Gebirge, es hat angenehmen Geruch und es nützt sehr gegen Paralysis und gegen Lähmung an den Armen; es nützt auch gegen starken Husten, gegen Atembeschwerde und gegen Leibschneiden; es führt alle Arten Würmer aus den Gedärmen ab, wenn es in Wein getrunken wird;[2]) es nützt auch den Nieren und gegen Dysurie, wie auch gegen alle Arten Gifte und Schlangenbiß; nützt auch gegen Hitzfieber und Schüttelfrost; wenn es mit der Wurzelrinde des Lorbeerbaumes in gleichem Maße von je einer Drachme gemischt getrunken wird, so löst es den Nierenstein; wenn eine Schwangere davon trinkt, so abortiert sie sofort, und dasselbe geschieht auch dann, wenn diese Wurzel so geräuchert wird, daß ihr Rauch in die Gebärmutter steigt; mit Essig gemischt und auf die Haut geschmiert, heilt es die Krätze,[3]) selbst wenn sie schon seit Jahren veraltet ist. Es wird den meisten Medikamenten und Salben beigegeben.

---

[1]) p. 123: קראנגר הוא קרדממון. — arab. קרנעְאר. APf. 350. Amomum Cardamomum.

[2]) Asaf hat: ויפיל את כל השרץ הנשרץ אשר במעיים למיניהו להשקות ביין וגם יועיל לכליות ועיצר השתן hingegen Diosk. I. 6 sagt: ἕλμινθα πλατεῖαν (Bandwurm) ἐκβάλλει μετ' οἴνου δὲ πινόμενον νεφριτικοῖς, δυσουροῦσι . . . ἁρμόζει, wonach also der Weingenuß auf das Folgende bezogen wird.

[3]) Asaf gebraucht den Ausdruck הגרב והחרם hingegen Diosk. ψώρας.

6. Die Narde[1]) (νάρδου στάχυς) hat zwei Arten; die eine wächst in Indien, im Orient, die andere auf den Bergen anderer Länder; die bessere ist die indische, deren Geruch ist angenehm zu allen Salben und sie hat erwärmende und trocknende Kraft; aber auch unter diesen ist die die beste, welche auf der östlichen Seite des Berges wächst, hingegen die von der westlichen Seite ist nicht so kräftig und kommt nur der Narde von anderen Gegenden gleich, und diese nennt man keltische Narde. Unter allen Narden ist die frische besser, als die trockene; sie haben bitteren Geschmack, der den Speichel trocknet, Geschmack und Geruch verbleibt lange im Munde und hat erwärmende Kraft. Die Narde jedoch, die an den östlichen Seiten der indischen Berge und an Wasserbächen wächst, ist infolge der Einwirkung des vielen Wassers nicht so kräftig und ist auch infolge des vielen Taus langhaariger. Beide Arten haben die gleiche Heilkraft; sie zertrümmern den Stein, lösen den Urinfluß, erwärmen die Nieren, regen zum Coitus an; eine Drachme davon täglich in altem Wein getrunken hält kranke schwangere Frauen vom Abortus ab; Männern dient sie zur Anregung; sie nützt gegen Herzaffekte, gegen Konvulsionen und Kardiakus; löst die bösen Winde im Leibe auf; heilt Gelbsucht und Nierenschmerzen; öffnet die verschlossenen Quellen einer Krankheit, welche sie zum Vorschein bringt; getrunken oder auch ins Badewasser gegeben heilt sie die Schmerzen der Schamteile

[1]) p. 124: הנרד הוא נרדוסטכום והוא איספיקא ובלשון פרס בושא ובלשון ערב סומבול. — p. 108: עשב הנקרא בלשון ארם שיבלת נרדא ובלשון יוון נרדוסטאכום. — Das Wort kommt bei Asaf noch in den Formen נרד (p. 41. 126. 173. etc.) נרדום (p. 89. 125. 126) נרד הודו (p. 206) תכום (p. 89) יסטכום (p. 182) אסתאכום (p. 208) vor; APf. 368. Diosk. I. 6. Isidorus Hispalensis (bei Mayer, l. c. II. p. 395) sagt: Nardus a Graecis Nardostachys appellata. Galenus, De simpl. VIII. 84 nennt sie auch nur νάρδου στάχυς. — איספיקא ist spica, bei Plinius VII. 42 spica nardi. — Den persischen Namen erwähnt Asaf vielleicht deshalb, weil die Narde über Persien nach Mesopotamien gekommen war und daher der Name bekannt war. — סומבול ist das arab. סנבל = στάχυς; K. II. 546: נרדום קליטיקום – כנבל ובלטין שפיקא = νάρδος κελτική Diosc. I. 7.

bei den Frauen; sie ist auch gut gegen Kopfschmerzen, wenn mit solchem Wasser der Kopf gewaschen wird; es gibt für die Augen nichts besseres, als wenn diese Narde im heißen Quellwasser gekocht mindestens einen Monat lang stehen gelassen wird und man damit die Augen wäscht; es ist noch besser, wenn man Wein dazugibt und es so in die Augen tropft, oder sie damit wäscht. Die keltische Narde aber, die durch ihren bitteren Geruch von der ersten abweicht, nützt[1]) gegen Geschwüre an der Leber, gegen Gelbsucht, gegen die Winde im Magen, wenn sie in gleichem Maße von je zwei Drachmen mit Absinth getrunken wird, und heilt auch alle Krankheiten des Magens, der Milz, der Nieren, der Lenden, der Harnblase, nützt gegen Dysurie, gegen Gift, Schlangenbiß und Skorpionenstich.

7. Das Asarum[2]) (ἄσαρον), dessen Geschmack dem des Akoron gleicht, und im Munde scharf, im Magen warm ist, löst die Harnverhaltung auf, reinigt die Blase von Sedimenten, nützt[3]) gegen Wassersucht und Ischias und stellt die regelmäßige Menstruation her.

8. Das Phu[4]) (φοῦ) ist erwärmend, wie die Narde, hat

[1]) Diosk. I. 8. περὶ ἧπαρ φλεγμονὰς (Leberentzündung) καὶ ἰκτερικοὺς (Gelbsucht) καὶ πνευματώσεις στομάχου (Aufblähen des Magens) μετὰ ἀφεψήματος ἀψινθίου πινομένη.

[2]) עיקר בכל לשון אסרון ובלשון רומיים נקרא בקרא וחכמי בני קדם יקראוהו נרד החיציני. Diosk. I. 10 sagt: ἄσαρον, οἱ δὲ νάρδον ἀγρίαο καλοῦσι ... οἱ δὲ βάκχαρ ... οἱ δὲ νάρδουμ ῥούστικονμ, Γάλλν βάκαρ. — Auch Plinius XII. 13 sagt vom asarum: quod aliqui silveste nardum appellant. — K. II. 8: אסארון ובלטין אשארין הוא אדרא בקרא. — Steinschneider HA. 64: אסארון = Azara bacara, Asarum.

[3]) Diosk. I. 10 sagt: ἁρμόζουσα ὑδρωπικοῖς, ἰσχιάδι χρονίᾳ ἄγουσι δὲ καὶ ἐμμήνα, was Asaf folgendermaßen ausdrückt: יועיל למים הרעים הנקוים בבטן ולגיד הנשה ולנשים שחדלו מנדתם ישיב מנדתם.

[4]) p. 127: עיקר נקרא בכל לשון פו ונקרא בלשון רומיים ברבאסלבנא. — Diosk. I, 11. — Valeriana Phu. Herr Imm. Löw schreibt mir am 25. II. 1916: „Es gibt Pflanzennamen mit barba (barba Jovis, barba hircina), aber barba silvana kenne ich nicht. Da Asaf sehr korrekt ist, ist es auch schwer zu emendieren. Langkavel, Botanik der späteren Griechen 82

auch gleichen Geruch, löst die Urinverhaltung, ob man es trocken gestoßen, oder gekocht nimmt nützt gegen Seitenschmerzen, löst den Nierenstein, stellt die Menstruation wieder her und ist gut gegen Schmerzen in der Leber, der Milz, den Füßen, in der Spannader und gegen die Winde.

9. Das Malabathron[1]) (μαλάβαθρον) hat beinahe die gleiche Kraft, wie die Narde; die meisten Gelehrten behaupten, es sei nur das Blatt der Narde, aber das ist falsch; an Geruch, Kraft und Wirkung sind sie wohl gleich, aber sonst sind sie von einander verschieden. Die Narde wächst auf Bergen, dieses jedoch in der Tiefebene, in Sümpfen und großen Wasseransammlungen und es gleicht der Wasserlinse, denn seine vielen und breiten Blätter bedecken die Wasserfläche; es wächst nicht hoch über das Wasser, sondern breitet sich mit den Blättern darüber aus und wenn das Wasser abnimmt, so bleiben die losen weißen Blätter, welche schon beim Anrühren zerbröckeln; sein Geruch ist angenehm und durchdringend, wie auch der Geschmack dem der Narde gleicht, aber es ist noch kräftiger; es löst die Dysurie, nützt bei Beschwerden des Magens und der Gedärme viel mehr, als die Narde, heilt auch Augenleiden, wenn es in Wein gekocht das Auge befeuchtet, heilt auch den übelriechenden Mund, und wird auch zwischen

hat zu Valeriana celtica aus Simon Genuensis: salvincha, Marc. Emp. saliunca. Wenn Asaf nicht sonst so korrekt wäre, könnte man an סלבנקא denken."

[1]) p. 127: סדג ונקרא בכל לשון פילון. — p. 202: סדג היא פולין. — p. 210: פילון הודו. — K. II, 510: סדאג ובלטין פוליאום הוא פילי המהות הוא קרוב הכח מהסנבל אלא שהוא יותר רך... יצמח במקום אגמי מים וביצה ויראו על פני המים... אפשר שיחשבו אנשים שהוא נרדין הנדי מפני שהוא דומה בכחו ולשמנו כמו כח שמן נרדין. — סדג ist das arab. סאדג und פילון ist φύλλον = μαλαβάθρον des Diosc. I, 12. Die Beschreibung bei Asaf entspricht genau der des Dioscurides, der ebenfalls schon einleitend sagt: μαλαβάθρον ἔνιοι ὑπολαμβάνουσιν εἶναι τῆς ἰνδικῆς νάρδου φύλλον. — PS. 3146 aus BB. und APf. 269. Steinschneider, Donnolo, Nr. 87b. Kraus LW. II, p. 445

die Kleider gelegt, um sie vor Motten zu schützen.

10. Die Kassia[1]) (κασσία) wächst in Arabien, hat erwärmende und trocknende Kraft; die beste ist die rote und deren Geruch wie der des alten Weines ist; es gibt auch schwarze Kassia, die erwärmend und trocknend ist, die gegen Verdunkelung der Augen nützt und die Haut auf dem Gesichte rein macht, wenn sie mit Honig auf das Gesicht gestrichen wird; heilt auch giftigen Schlangenbiß, nützt bei allen Krankheiten des Bauches und bei Nierenschmerzen; es ist auch gut gegen alle Arten Gebärmutterleiden, wenn sie auf den Uterus gebunden wird und ihn erwärmt. An Wärme und Kraft kommt sie dem Kinnamomum gleich.

11. Das Kinnamomum[2]) (κιννάμωμον) ist warm und scharf, erweicht den Bauch und fördert die Verdauung, löst die Dysurie, fördert die Menstruation und verursacht Abortus; wenn[3]) davon mit Honig gemischt auf das Gesicht gestrichen wird, so wird es rein von Flecken; entfernt auch die Verdunkelung von den Augen;[4]) nützt gegen Husten, gegen die Kälte in der Brust und in der Kehle, wie auch gegen viel Schleim, gegen Nierenschmerzen und gegen Dysurie. Überhaupt wird es vielen Arzneien

[1]) p. 128: הקציעית הנקראים בלשון ארם משלחתא דבשמא ובלשון יוון נקרא קסייא פיסטולא ובלשון ערב סליכא. — BB. 820. משלחתא = קס׳א = סליכה APf. 349. Cassia fistula. — Abu Salt 381: סליכה = קסיאה ליניאה (Cassia lignea). — K. II, 547: סליכא ובלטין קשיאה. — Diosc. I, 13.

[2]) p. 129: קינמון ונקרא בלשון ערב קירפה. — Diosc. I, 14. APf. 346. Cynnamomum zeylanicum. — arab. קרפה. K. II, 634: קרפה אל דארצ׳יני ובלטין קירשי סינמומי.

[3]) Asaf sagt: ואם יוטח בדבש על הפנים יבהיקם וגם יצחצ׳ח המראה, welche Stelle bei Diosk. lautet: φακούς τε καὶ ἐφήλεις μετὰ μέλιτος ἐπίχρισθεν αἴρει handelt also von Leberflecken und Sommersprossen.

[4]) Bei Asaf lautet die Stelle: וגם את כהיון העיניים יסיר את העמומה יעביר מן העין. Bei Diosk.: τὰ ταῖς κόραις ἐπισκοτοῦντα ἀποκαθαίρει, spricht also von der Verdunkelung der Pupille.

beigegeben, denn es ist zu vielen Dingen nützlich. Es ist erprobt, daß es gestoßen mit Honig geknetet, dann in Ol getrocknet bei jeder Krankheit eine Drachme in warmem Wasser genommen werde.

12. Das Amomum[1]) (ἀμώμον) ist warm und trocken, wie das Akorum, aber zarter; stärkt den Bauch, auf die Stirn gebunden stillt es den Schmerz, aufgebunden erweicht es Geschwüre, nützt gegen Skorpionstich und ist auch gegen Augenleiden und Schmerzen in den Gedärmen gut. Mit Rosinen gemischt auf den Bauch gebunden stillt es die Schmerzen, und auf die Gebärmutter gebunden heilt es deren Leiden. In Wein bis zum Drittel eingekocht getrunken heilt es Schmerzen der Leber, der Nieren und die Podagra.

13. Der Kostus[2]) (κόστος), von dessen Arten der weiße, leichte und angenehm riechende der beste ist, im Gegensatz zum schwarzen und schweren, der nicht gut ist, ist harntreibend, fördert die Menstruation und heilt Entzündung der inneren Schamteile der Frauen und Männer; er nützt auch gegen Schlangenbiß, wenn man zwei und ein Drittel Drachme davon trinkt; gegen Nabel- und Brustschmerzen trinke man eine Drachme in Wein; besonders nützt es, wenn man etwas Absinth dazugibt; mit Honig und Wein reizt er zum Coitus an; tötet alle Würmer in den Gedärmen; in Öl gekocht und auf den Körper gestrichen ist er gut gegen Schüttelfrost und Hitzfieber, gegen Lähmungen und paralytische Anfälle;

---

[1]) p. 129: חממא הנקרא בכל לשון אמומון. — Das Amomum läßt sich heute nicht mehr identifizieren; Berendes sagt p. 40: „es ist nur noch dem Namen nach bekannt, da schon im Mittelalter dasselbe aus dem Handel verschwunden war"; auch Haja Gaon und Maimuni wußten nichts Bestimmtes über das Amomum. APf. 169.

[2]) p. 130: קושט ובן יקרא בכל לשון. — Das Wort kommt bei Asaf in verschiedenen Formen vor: קישטו – קוסטוס – קוסטון – קיסט – — קושטון. — Diosk. I, 16. — APf. 358. Costus speciosus.

Sonnenbrandflecken[1]) am Gesicht werden vollkommen geheilt, wenn das Gesicht mit Honig bestrichen und dann mit diesem feingestoßenen Kraut bestreut wird.

14. Das Andropogon Schoenantum[2]) (σχοῖνος, σχοίνανθος), welches dem Gerstenhalm gleicht und in der Wüste wächst, hat mittelmäßig erwärmende Kraft; treibt den Urin, fördert die Menstruation, führt die Winde ab, verursacht Kopfschmerzen; nützt denen, die aus der Leber oder der Lunge Blut auswerfen, die an der Leber, Lunge, Milz und besonders denen, die an den Nieren leiden, denn es zertrümmert den Stein; es nützt auch gegen Wassersucht und heftiges Herzklopfen; in welch letzterem Falle nehme man eine Drachme mit ebensoviel Piper gemischt und in Wasser oder Wein aufgekocht; fein gestoßen und aufgestreut heilt es böse Geschwüre, und ist auch ein gutes Mittel für Haarwuchs, wenn es in Essig gekocht auf den Kopf gestrichen wird.

15. Der Calamus aromaticus[3]) (κάλαμος ἀρωματικός) ist mäßig warm, treibt ebenfalls den Harn, wenn es mit Apium-Samen gemischt in Wasser bis zum Drittel eingekocht getrunken wird; auf solche Weise nützt er auch gegen Nierenleiden, gegen Wassersucht, Dysurie und gegen Aufhören der Menstruation; er heilt den Husten, besonders

---

[1]) Asaf sagt nur בוהק, hingegen Diosk. spricht von ἔφηλιν.

[2]) p. 131: אדכיר והיא נקרא בבל לשון איסקיננתום. — BB. arab. אדכ̇ר = gr. סכינין σχοῖνος (APf. 187). — K. II, 7. אדכר ובלטין אשקיננט. — Diosk. I, 17. — Steinschneider, Abus Salt 358 identifiziert אדכר mit שקמיניא! Letzteres ist offenbar durch A. S. mit סכינון irgendwie verwechselt worden.

[3]) p. 132: קנה בושם ונקרא בלשון ארם קני בשמא ובלשון יוון קלמן ארומוטיקין ובלשון ערב קצב אטיב. — Diosk. I, 18. — APf. 342: קנה בושם = קני בוסמא = קניא דבסמא = קנה הטוב. — K. II, 637: קצב אל דרירה ובלטין קאלמו ארומאטיקום. — Budge Gl. I, קאלמוס = קניא דבסמא = arab. קצב אלדירה. — Die Form bei Asaf קצב אטיב statt אלטיב ist auch ein Beweis dafür, daß das Wort nicht gesehen, sondern nur gehört wurde, von einem, der kein Arabisch verstanden hat.

wenn Terpentinharz hinzugemischt wird; manche räuchern damit, indem sie ihn so aufs Feuer legen, daß der Rauch in die Kehle steigt, wodurch der Husten heilt und auch der üble Geruch des Mundes aufhört.

16. Das Opobalsamon[1]) (ὀποβάλσαμον), dessen Kraft warm, trocken und sehr stark ist, nützt gegen Verdunkelung der Augen, gegen Erkältung der Gebärmutter, gegen Lenden- und Nierenschmerz, wenn es mit Rosenöl und etwas Wachs gemischt auf die wehe Stelle gestrichen wird; es nützt gegen Schüttelfrost, aber es muß noch vor Auftritt desselben aufgestrichen werden; heilt auch Dysurie; gegen Husten und Atemnot, wie auch gegen Lungenkrankheit getrunken hat es gute Wirkung; es nützt auch gegen Schlangenbiß und Skorpionenstich. Das Öl des Balsambaumes ist kräftiger als dessen Holz, und dieses ist kräftiger als dessen Frucht Das Holz nützt gegen Kopfschmerzen, gegen Nieren- und Leberleiden, gegen Ausschläge am Kopfe, es treibt den Harn, zertrümmert den Stein, heilt Lungenkrankheit, Husten und Ischias, wenn es mit Iris-Wurzel gemischt in Wein oder Wasser bis zum Dritteil eingekocht getrunken wird.

17. Der Aspalathos[2]) (ἀσπάλαθος), der der Xylaloe

[1]) p. 132: שמן בלסם הוא אפרסמון. — Diosk. I, 19. Balsamöl — Balsamsaft = ὀπὸς βαλσάμου; aus diesem griechischen Wort ist durch Zusammenziehung אפרסמון — אפלסמון entstanden, und ist keine hybride Form aus dem griechischen βάλσαμον und aram אפורסמא [Löw bei Krauss LW. II, 117]; wohl ist im Syrischen אפורסמא für den Baum selbst gebraucht [Budge I. 355: משחא דאפורסמא. I, Gl. חלבא דאפ״], aber Asaf hat אפרסמון ausschließlich für Opobalsamum, hingegen vom Baum sagt er immer nur בלסמון [pp. 91, 172, 173, 176, 178, 182, 183 200. — שמן בלסמין pp 99, 194, 204, 213, 227, 239. — פרי בלסמון p. 172. - עצי בלסמין p. 195. — פרי ועצי בלסמון p. 208].

[2]) עץ הקינדול הנקרא איספלאתים p. 133. — Diosk. I, 20. Die Identität dieser Pflanze ist nicht festgestellt; manche halten sie für Cytisus laniger, andere für Genista acanthoclada. Berendes p 48 APf. 340. PS. 311. אספאלתום arab. אלקנדול. —

gleicht und nach manchen sogar zur selben Art gehört, heilt den Mundausschlag, das zerfressene Zahnfleisch, den Gaumen und die Zunge; wessen Mund übel riecht, soll ständig dessen Wurzel oder Blüten kauen, oder damit in Wasser gekocht den Mund oft ausspülen; er nützt auch gegen Leber- und Leibschmerzen, Diarrhoe, Hämorrhoiden und Schlangenbiß, nützt auch denen, die Blut spucken und die an Dysurie leiden.

18 Das Bryon[1]) (βρύον), welches zwischen Rohrgebüsch und an Bäumen haftend wächst, hat dicke Wurzel, mäßig trocknende Kraft und nützt gegen Schmerzen der Gebärmutter, wenn es in Wasser gekocht zum warmen Sitzbad genommen wird.

19. Das Agallochon[2]) (ἀγάλοχον) nützt gegen den

---

[1]) p. 134. שורש הנקרא בלשון ארם פשר אלפא ובלשון יון בריון דימה לפשר שתין. — Diosk. I, 21 βρύον; IV, 181, sagt Diosk. ἄμπελος λευκή οἱ δὲ βρυωνίαν. — Plinius XII, 28 (61) nennt Bryon . . . uva populi albi. — Isidorus Hispalensis (bei Mayer II, 392): ἄμπελος λευκή sive Brionia, quam Latini Vitem albam vocant – BB 178 erklärt אלפשרא mit בריואיניא גופנא חירתא. – Was ist aber פשר שיתין? Nach Löw APf. 91 soll es ἄμπελος μελαίνα sein, die bei Diosk. IV, 183 beschrieben ist. Budge I, 264, II, 299 versteht darunter black bryony or dioeca; PS. 3331 verzeichnet פשרשתין arab. und pers. פאשרבתין vitis alba Für die Identifikation ist jedenfalls zu beachten, daß Diosk. IV, 183 nicht von der ἄμπελος ἀγρία, sondern von der ἄμπελος μελαίνα ausdrücklich sagt, daß deren Wurzel eine ähnliche Kraft hat, wie die der weißen (ἡ ῥίζα δύναμιν ὁμοίαν τῇ λευκῇ κέκτηται); ferner ist zu beachten, daß ἄμπελος ἀγρία zu den Smilaceae-n (spargelartigen Gewächsen) gehört, hingegen ἄμπελος λεύκη und μελαίνα zu den Cucurbitaceae-n (Kürbis-Gewächsen) [Leunis II, 680 und 72]; hierfür spricht eine — allerdings verdorbene — Stelle des Asaf p. 119: עשב הנקרא בלשון ארם פשרשיתין ובלשון יון אקסינת אלייין קוקירבטינו. also "פ"ש zu den Cucurbita-Arten gehört und nur ἄμπελος μελαίνα sein kann. [Imm. Löw: βρύον ist eine Flechte, wie es aus der Beschreibung des Diosk. hervorgeht. Asaf hat βρύον und bryonia verwechselt und die Synonyma dazu hier aufgeführt. ἄμπελος ἀγρία gilt jetzt für Tamus communis. ἄμπελος λευκή für Bryonia celtica, ἄμπελος μελαίνα für Bryonia alba.]

[2]) p. 134: עץ קידה ונקרא בלשון ארם קיסיו דבסמא ובלשון יון קסילו אלו ן ובלשון רומיים אליוא ובלשון הספרים איליבו. Nach der griechischen Benennung ist es eine von den Aloëholzarten, ξυλαλόη, und gemeint ist

üblen Geruch des Mundes, wenn man es kaut, oder wenn man mit dessen Abkochung den Mund spült; trinkt man davon eine Drachme, so nützt es gegen Magenschmerzen, Pleuritis, Dysenterie, Leber- und Gedärmeschmerzen.

20. Der Sandaros[1]) dessen Kraft leicht und trocknend ist, wirkt gestoßen und gekocht getrunken heilend bei Milzleidenden, heilt geschwollene Füße, Hände und Gesicht, nützt ferner gegen Paralysis, fördert die Menstruation und heilt verdunkelte Augen.

---

ohne Zweifel das bei Diosc. I, 22 beschriebene ἀγάλοχον, mit dessen Heilkraft Asafs Mitteilung fast wörtlich übereinstimmt. Asaf erwähnt noch einmal diese Pflanze p. 108: עץ קידה הנקרא בלשון ארם קיסא דבסמא ובלשון יוון קסילו אלוין ובלשון ערב עיד. Der arabische Name [HA. 1414] kommt bei Budge I, Gl. mit ἀγάλοχον identifiziert vor, s. v. אנאלוכין — עוד הנדי und s. v. עיד בברי־אילונ; nach BB. 28 wird אגלוכין bei den Persern אילונ genannt. — K. II, 565: עוד ובלטין שילו אלואיש הוא לינגא אלואין. Diese ligna aloës sind nur Holzstücke, welche mit Harz durchzogen sind (Leunis II, 537). — Sonst kommt קידה — welches Wort für Cassia gebraucht wird [APf. 295, 340] - bei Asaf nicht vor, und es bleibt unaufgeklärt, warum er diesen Ausdruck auf ξυλαλόη anwendet.

[1]) p. 134: סנדרום ונקרא בכל לשון ברוניקין. Nicht bestimmbar. Asaf bricht hier die Reihenfolge des Dioscurides ab, bei dem Naskaphton, Kankamon folgen, Harzarten, welche aus Indien, Arabien und Aegypten beschafft wurden und an deren Stelle Asaf — vielleicht wegen der Schwierigkeit der Beschaffung — eine andere Harzart erwähnt. Wahrscheinlich ist damit Beronice (Vernix, Bernstein) verstanden, von dem Steinschneider sagt (Donnolo 34): „nach Serapions Meinung est autem secundum quosdam gumma cum potius videatur esse lapis; Sandros, Sandarach ist wie Bernix ein Gummi. Wachholderharz, gummi juniperi.“ Budge I, 607, II, 722 soll סנדרום arab. דהן בעסא sein. ויקול עסל אללבן צרוא איתוהי שומנה דמוראן דכד עטר בנורא הני ריחה ואחרנא צרוא עצרא הו ראסטטפורכא, d. i. ein Myrrhen-Extrakt, oder nach anderer Meinung Extrakt des Styrax. — K. II, 508: סנדרום ובלטין שאנדארקא היא גלאשא. [Imm. Löw: סנדרום Hal. ged. 511: ed. Hildesheimer; Aruch II, 367a. PS. 2674; Mullet, Minéral arabe 284: la resine du copayer; nach Anderen: Juniperus-Harz, auch Drachenblut; Lippmann I, 89. Asaf setzt Sandaros für κάγκαμον, wie aus Diosc. I, 24 ersichtlich ist. Avicenna hat dieselbe Identifikation. Alles hat schon Salmasius cap. C. I. p. 161b schlagend auseinander gesetzt; er sagt: die Latinobarbaren haben Karabe (Bernstein) in Beronike (vernix) entstellt.]

21. Die Genista roetam[1]), deren Wurzelspäne gegen Lendenschmerzen gut tun, wenn man sie kocht und damit die Stelle einreibt, fördert mit ihren Blüten in Honig und warmem Wasser geweicht den Schleimauswurf und ihre Frucht heilt schmerzende Augen, wenn sie gestoßen in das Auge gestreut werden.

22. Der Crocus sativus[2]) (κρόκος) hat erwärmende und trocknende Kraft, ist harntreibend, heilt Schmerzen der Leber, Hitzfieber, Augenleiden, Herzbeklemmung, nützt gegen Entzündung, Hitze und Geschwür, heilt Gebärmutterleiden, die Wurzeln nützen gegen Dysurie, wenn sie gestoßen und gekocht getrunken werden, nützen auch gegen Nierenleiden, und als Pflaster aufgelegt heilen sie eiterigen Aussatz.

23. Die Olea europea[3]) hat erwärmende und trocknende Kraft, heilt Schmerzen der Gedärme, ist stark abführend, heilt Geschwüre des Gaumens und des Zahnfleisches, wenn man dessen Öl im Munde hält und auf den Kopf gestrichen erwärmt es den Kopf und fördert das Wachsen der Haare. Das alte Olivenöl ist

---

[1]) p. 134: הרוחם נקרא בלשון יון איספרטון ובלשון דומיים גינסטרון. Bei Diosk. kommt diese Pflanze nicht vor. Galenus, De simpl. med. XVIII, 18, 34 verzeichnet σπάρτη, welches dort mit genista übersetzt wird. Löw, APf. 366 gibt σπάρτον mit Retama roetam, Genista roetam wieder, bemerkt aber PfN. bei Raschi 57 zu רותם: יינברא altfr. geneivre, Wachholder „was ich Pfl. 366 in Gloster ändern wollte.“ Asaf bringt hier alle drei Namen: Retama, Sparton und Genista. Die Anführung dieser Pflanze durch Asaf spricht dafür, daß in der vorhergehenden Nummer von Wachholderharz die Rede ist.

[2]) p. 135: כרכום הנקרא בלשון יון קרוקון. Hier nimmt Asaf wieder die Reihenfolge der bei Diosk. I, 26 erwähnten Pflanzen auf; siehe APf. 215 Budge I. Gl. כורכמא = זעפראן. Steinschneider, Abus Salt 287: כרכום = קרוצי (croce), siehe weiter Nr. 70.

[3]) p. 135: עץ זית שמן APf. 136. Der Inhalt dieser Nummer entspricht den Ausführungen des Diosk. I, 30 über ἔλαιον, ὀμφάκινον und über die ἐλαία ἀγρία; Diosk. spricht nur von Olivenöl und dessen Wirkung; p. 102 sagt Asaf: עלי זית שקוראין טורמיטי. welche Gleichung entschieden irrig ist; dem זית geht bei Diosk. unmittelbar das Helenium voran, welches Ῥωμαῖοι τερμινάλιουμ nennen; die Verschreibung dieses Wortes ist טוּרמיטי.

zu allen Heilmitteln gemischt von Nutzen; es stärkt das Fleisch, erweicht und stärkt auch die Gedärme, heilt Schlangen- und Skorpionenbiß und jede Art Vergiftung. Mit gekochter Gerste gemischt heilt das Olivenöl Schmerzen des Magens und der Gedärme, regelmäßig getrunken tötet es die Würmer in den Gedärmen. Das alte Öl ist erwärmender als das frische, und in die Augen getropft reinigt und erleuchtet sie. Ist kein altes Öl vorhanden, so koche man das frische, bis es zur Hälfte einkocht[1]) und es hat die Kraft des alten. Das Öl der wilden Olive ist kräftiger, als das der gepflanzten, und es nützt sehr zur Förderung des Haarwuchses, verhindert das Ausfallen der Haare und vertreibt die Haarschuppen.

24. Das Inula Helenium[2]) (ἑλένιον) ist erwärmend, treibt Urin und bringt Geschwüre zum Vorschein; die Abkochung davon nützt gegen Husten und fördert die Menstruation; gestoßen und mit Honig gemischt erwärmt es den Körper und treibt die Winde aus; nützt auch gegen Schlangen- und Skorpionenbiß und gegen Gifte; sowohl getrunken als auch daraufgebunden heilt es Ischias. Das zarteste davon wird in kleine Stücke geschnitten, dann in Wasser siebenmal gewaschen, dann in gekochtem Süßwein oder Honig geweicht, das mundet täglich genommen wohl und erwärmt den Körper.

Das aus Kyphi (κῦφι) bereitete Getränk[3]) nützt gegen Leiden der Leber und der Lunge, gegen Husten und Blutspucken, gegen Brandwunden, Schwindsucht und Fallsucht und denen, deren Kräfte infolge langer Krankheit abgenommen haben: man nehme Cypergras ein halbes Hin, Muscatnuß ebensoviel, Schoinos und Aspalatos je eine Mana,

[1]) Asaf sagt: עד הישאר שתי ידות, hingegen Diosk. ἕως οὗ σχῇ μέλιτος πάχος bis es die Dichtigkeit des Honigs erhalten hat.

[2]) p. 136: שורש נקרא ארם קלמותא ובלשון יוון אילניון ובלשון רומא אינולא. Diosk. I, 28, 29, APf. 281, K. II, 688: ראסן ובלטין אינולא. — BB. 633: הליון oder הלהניון, d. i. ענרישא, arab. ראסן inula helenium.

[3]) קופיון Diosk. I. 24.

Myrrhe anderthalb Unzien, achtzig Rosinen ohne Körner, gereinigtes Zedernharz fünf Mana, Balsamrohr eine Mana, neun Hin sehr alten Wein, zwei Hinen Honig; die Rosinen sollen gestoßen in Wein und Honig und mit gestoßenem Balsamholz gut gemischt mit dem separat gutgekochten Honig geknetet werden, dann in einem reinen irdenen Gefäß aufbewahren, und die Dosis von der Größe einer Olive in warmem Wasser oder Süßwein genommen nützt gegen genannte Krankheiten.

25. Das Wallnuß-Öl[1]) (καρύινον) hat warme und feuchte Kraft, erwärmt den Magen, löst den Schmerz der Lenden, vermehrt den Samen, nützt den Nieren, zerstößt den Stein, macht Magere fett, stärkt das Fleisch und heilt Aussatz und Grind.

26. Das Sesam-Öl[2]) (σησάμινον) ist warm und zart, nützt der schwarzen Galle, auf welche es beruhigend wirkt, erweicht die Gedärme, heilt Leber- und Gebärmutterleiden und löst Kopfschmerzen, wenn es in die Nase getropft wird.

27. Das Ricinus-Öl[3]) (κίκινον) nützt gegen Verrenkungen, oder wenn die Knie zittern und die Lenden erschöpft sind, wenn es in Mehl gekocht sieben Tage lang täglich eine Drachme getrunken wird; heilt auch, wenn der Körper einseitig gelähmt ist, oder das Gesicht auf eine Seite verzogen ist; nützt auch den Nieren und löst den Stein, der den Urin versperrt, oder den Urin fortwährend tropfen läßt.

28. Das Ei-Öl[4]) fördert den Haarwuchs, heilt den Grind auf dem Kopfe der Kinder, auf den Brüsten der Frauen, oder wo immer; es ist auch gegen Hämorrhoiden gut, wenn man sie damit einstreicht.

---

[1]) p. 137: שמן האגוזים. Diosk. I, 34 nimmt dieses Öl und das bei Asaf folgende Sesam-Öl zusammen: τὸ σησάμινον ἐκ τοῦ σησάμου καὶ τό καρύινον ἐκ τῶν βασιλικῶν καρύων. — Juglans regia.

[2]) p. 138: שמן שומשין.

[3]) שמן קיק נקרא בלשון יוון פינתא דקטילום. Diosk. I, 32, APf. 353. — Diosc. IV, 161 sagt: ʽΡωμαῖοι nennen ihn ῥίκινουμ, der Name Pentadactylos kommt bei Diosc. nicht vor.

[4]) שמן הבצים wird bei Diosk. nicht behandelt.

29. Das **Mandel-Öl**[1]) (ἀμυγδάλινον) ist mäßig erwärmend, stärkt das Herz, kräftigt die Seele, löst die Beklemmung, stillt die Hitze der roten Galle, macht die Gedärme fett. Das Öl der bitteren Mandeln ist besonders gut gegen Kopfschmerzen, Nierenleiden, gegen Husten, Lungen- und Atembeschwerde, löst den Stein, heilt Leber- und Gebärmutterleiden, nützt gegen Hinfall, Paralysis, Dysurie, fördert Menstruation und regt zum Coitus an.

30. Das **Leinöl**[2]) (λινόσπερνον) ist erwärmend und trocknend, nützt Schwindsüchtigen und Entkräfteten, gegen Leber- und Nierenschmerzen, gegen Winde und Geschwüre; wird der Körper damit bestrichen, so kräftigt es das Fleisch und die Knochen; wer es regelmäßig einnimmt, wird nicht sobald krank; es fördert auch den Haarwuchs und erhellt das Gesicht.

31. Das **Rettig-Öl**[3]) (ῥαφάνινον) ist sehr erwärmend und feucht, gibt den Alten die Jugendkraft wieder, indem es die Nieren erwärmt, den Samen vermehrt, das Blut fett macht, nützt gegen Podagra, Husten und gegen Lungenleiden.

32. Das **Lorbeer-Öl**[4]) (δάφνινον) ist erwärmend und trocknend, nützt gegen Schmerzen der Leber, der Nieren und der Milz, zerstört Nierensteine, erwärmt die Harnblase, führt aus ihr die Ablagerung aus, nützt auch gegen Schlangenbiß und Gifte.

33. Das **Myrten-Öl**[5]) (μυρσίνινον) ist erwärmend, nützt gegen Krankheit der Gedärme, heilt Krämpfe, stillt die

---

[1]) שמן השקדים. Diosk. I, 33, APf. 374 Amygdalus communis. Derenbourg zu Maimunis Seder Tohoroth I, p. 17 דהן אללוז übersetzt mit שמן אגווים und bemerkt dazu: שהשקדים יש חלב ולא שמן; wie nun hier erwiesen ist, ist auch bei Maimuni שמן השקדים gemeint.

[2]) p. 139: שמן של זרע פשתן Diosk. II, 103, APf. 232 Linum.

[3]) שמן צנונות. Diosk. I, 37, APf. 309. Raphanus sativus.

[4]) שמן ער הוא דאפנואלואון והוא לאורינו. Diosc. I, 40. δάφνινον oder δαφνελαίον das Öl der Laurus nobilis. APf. 299, syr. ערא pers. דהמוסת p. 107 sagt Asaf: פרי עץ שמו בלשון יוון דפני ובלשון ארם ערא ובלשון פרם דהמוסת.

[5]) שמן הדסים. Diosk. I, 39, APf. 50 Myrtus communis. K. II, 2, 4 הדם ובלטין מיראטוש.

Blutung, heilt Hämorrhoiden, fördert den Haarwuchs, macht das Haar schwarz und stärkt die Sehkraft.

34. Das Senf-Öl[1]) (σινάπινον) ist sehr erwärmend, nützt gegen Kopfschmerzen, gegen Nierensteine, gegen Schmerzen der Knie und Gelenke, wenn man sie damit bestreicht.

35. Das Mastix-Öl[2]) und seine Verwandten (σχίνινον und μαστίχινον) ist sehr warm und feucht, nützt erkälteten Körpern, den Nieren, Schleimansammlungen in den Lenden und Hüften, erwärmt die Gebärmutter, wenn es mit warmem Wasser während der Geburtswehen getrunken wird, so geht das Gebären rasch vor sich.

36. Das Haselnuß-Öl[3]) (ποντικά) nützt gegen Gift und Schlangenbiß, gegen Erkältung, Magen-, Leber-, Gedärme- und Nierenleiden, fördert den Haarwuchs, regt zum Coitus an; wer sich damit regelmäßig bestreicht, dem schadet die Kälte nicht, es nützt auch gegen paralytische Lähmung.

37. Das Adiantum[4]) (ἀδίαντον) fördert den Haar-

---

[1]) p. 140: שמן זרע חרדל. Diosk. I, 38, APf. 177 Sinapis.

[2]) שמן בוטנים לכל מיניהם. Diosk. I, 41 und 42 bespricht hier sowohl das Öl des Mastixbaumes (Pistacia lentiscus), als auch das Öl der Terebinthe (Pistacia terebinthus); בוטנים bedeutet nach APf. 68 entschieden Pistacia palästina, Terebinthe; was versteht Asaf darunter? p. 164 sagt Asaf עץ הבוטנים ... המוציא מויעתו מסטיכין ... והוא נקרא בלשון יוון איסקינוס ובלשון רומיים לינטישקים, hieraus geht hervor, daß Asaf unter בוטנים den σχῖνος Pistacia Lentiscus Mastixbaum versteht; allerdings sagt er hier לכל מיניהם, worunter er auch die Terebinthe meint, aber wo er ausdrücklich die letztere meint, da sagt er, wie pp. 132 und 208: ויעת הבוטנים היא תירביטינא.

[3]) שמן לוזים ונקראים בלשון יוון ליפטוקריאה ובלשון רומיים אבילני. Diosk. I, 125: τὰ ποντικά ἃ ἔνιοι λεπτοκάρυα καλοῦσιν. APf. 49 Coryllus avellana. -- K. II, 2, 112: בנדק [פונדק = ποντικόν] ובלשין אויללאנא הוא לוזים בערבי גלוז. Löw, PfN. bei Raschi, der לוז mit מנדוליר erklärt, Nr. 17 und 105 sagt: לוז ist biblisch und mischnisch nicht Haselnuß. Asaf versteht darunter entschieden Haselnuß.

[4]) Hier bricht Asaf wieder die Reihenfolge des Diosk. ab, behandelt aber solche Kräuter, welche alle bei Diosk. vorkommen, dessen Einfluß auf Asaf unverkennbar ist. — p. 140: עשב בלשון ארם שער נברא עשב נקרא בלשון יוון פוליטריכון ובלשון יוון פוליטריכון, p. 103 und 113: עשב הנקרא בלשון יוון אדינטון הוא פוליטריכון ובלשון ארם שער נברא, p. 45: ונקרא בלשון ארם שער נברא. Diosk. IV, 134: ἀδίαντον οἱ δὲ πολύτριχον. APf. 278 Adiantum capillus Veneris. — BB. 37 erklärt אדינטון mit סער נברי.

wuchs, nützt gegen Blasenstein, der den Urinfluß versperrt, heilt durch Daraufbinden den Schlangenbiß. Gestoßen und mit Myrtenöl gemischt auf den Kopf gestrichen läßt es das ausgefallene Haar wieder wachsen, und auf den Bauch gebunden nützt es gegen Diarrhoe und Dysenterie; getrunken nützt es auch gegen Nierensteine.

38. Die Weinstock-Träne[1]) (ἀμπέλου οἰνοφόρου... δάκρυον) mit egyptischem Natrum gemischt heilt daraufgebunden Flechten, Krätze und Aussatz.[2])

39. Der Most des Wilden Weinstocks[3]) (ἄμπελος ἀγρία) nützt gegen Dysenterie und Schwindsucht, gekocht getrunken heilt er Wassersucht, Leber- und Milzleiden.

40. Die Weiße Weintraube[4]) (σταφυλή) [mit wilder Feige genommen] heilt Dysenterie, und daraufgestrichen reinigt den Körper vor Flechten, Aussatz, Grind und Krätze, daraufgebunden heilt sie auch Magenschmerz; gekocht heilt sie Hinfall und Wassersucht.

41. Das Buphthalmon[5]) (βούφθαλμον), das goldgelbe Blüten hat, heilt alle Augenleiden und alle Ritzwunden im Auge, wenn der Saft der frischen Pflanze in gleichem Maße mit Honig gemischt in das Auge getropft wird.

42. Der Rubus fruticosus[6]) (βάτος), dessen frische Triebe mit den Blättern gekocht gegen Diarrhoe nützen, ob

---

1) p. 141: זיעת הגפן שהיא יוצאת מעץ הגפן כמו חלבנה. Diosk. V, 1. Die gummiartige Träne des Weinstocks; der Schweiß, der an der Rinde des Weinstocks hervorperlt.

2) Diosk. meint, wenn die Stellen vorher mit Natron gereinigt wurden; ἰᾶται δὲ καὶ λειχῆνας λέπρας ψώρας . . . δεῖ δὲ προεκνιτροῦν τὸν τόπον.

3) תירוש של נפן היער החיצון ist der wilde Weinstock, aber was Asaf als dessen Heilwirkung erwähnt, das ist bei Diosk. V, 1 vom Most des ἄμπελος οἰνοφόρος gesagt.

4) הגפן הלבן [בפרי פיג היער?] Diosk. V, 3.

5) עשב הנקרא בלשון ארם עין ענלא ובלשון יוון בופתלמום. Diosk. III, 139. PS. 2868: עין תורא. APf. 290: Chrysanthemum coronarium.

6) הסנה בלשון יוון נקרא באטום ובלשון רומים רובי. Diosk. IV, 37: βάτος . . . Ῥωμαῖοι ῥούβουμ. APf. 275. Rubus fruticosus. — Asaf sagt p. 222: קוצת החדק הוא באטום והוא עולייק. BB. 349: סניא = באטום arab. עלّיק.

gegessen oder auf den After gestrichen, heilt mit den Blüten, wenn deren Saft hineingetropft wird, Verdunkelung und Entzündung der Augen; seine Frucht oder Saft mit Granatapfel-Wein gekocht heilt Diarrhoe, die Zweige aber, in Wein gekocht, nützen gegen Frauenfluß, wenn darin Sitzbäder genommen werden.

43. Das Lapathon[1]) (λάπαθον) heilt mit den Wurzeln Unterleibskrankheiten, Dysenterie, und mit Schmerzen verbundenen Stuhlgang, wenn es in Wein gekocht täglich getrunken wird; getrunken regelt es auch die Menstruation; wenn man damit den Mund spült, so kräftigt es die lockeren Zähne und macht auch die Zähne weiß.

44. Das Aspidium filix mas[2]) (πτέρις) heilt mit der Wurzel Diarrhoe und nützt gegen Schlag- und Stichwunden durch Schwert oder Pfeil;[3]) die Wurzel soll gestoßen in die Wunde gelegt werden und sie heilt, selbst wenn die Spitze des Schwertes abgebrochen und unsichtbar ist, die Wurzel zieht sie aus der Wunde heraus; sie trocknet und heilt auch jeden Aussatz.

---

[1]) p. 142: עשב הנקרא בלשון ארם צפר ובלשון יון סרקיפנינא ובלישון רומיים רומיקי ובלשון פרסי שיטרג ובלשון ערב עוצב. Alle diese Namen — ausgenommen רומיקי = Rumex — bedeuten das Lepidium sativum und nicht das Lapathon. Das aber, was Asaf in diesem Punkte als Heilwirkung erwähnt, entspricht dem, was Diosk. II, 114 vom Lapathon sagt. λάπαθον, Ῥωμαῖοι ρούμηξ . . . πρὸς δυσεντερίαν καὶ κοιλιακὴν διάθεσιν καὶ ἄσην στομάχου . . . καὶ ὀδονταλγίας . . . καὶ ῥοῦν γυναικεῖον . . . θρύπτουσιν ἔμμηνα . . . Das alles gilt vom Lepidium (Diosk. II, 174) nicht. Ob Asaf selbst das Lapathon mit Lepidium verwechselt hat, oder sein Schüler, läßt sich nicht feststellen, aber eine Verwechslung liegt entschieden hier vor. Auch p. 226 kommt die Verwechslung vor: שורש של שיטרג ובלשון רומיים נקרא רומיקי ובלשון ערב אלעיצב ובלשון יון סרקופנינא, auch hier ist רומיקי = Rumex = Lapathon unrichtig unter dem Namen des Lepidion. Ueber diese Namen des Lep. sat. siehe APf. 38 324 und 346. BB. 38, PS. 1923, 1942 und 3395. — [Imm. Löw: Über das aram. צפר weiß ich leider auch heute noch nichts. Bei Asaf kommt es wiederholt vor.]

[2]) עשב נקרא שמו נישרא ובלשון יון איפטריון ובלשון רומיים פיליקי. Diosk. IV, 184: πτέρις οἱ δὲ πτέριον . . . Ῥωμαῖοι . . . φίλιχεμ — APf. 266.

[3]) Diosk. sagt: πρὸς τοὺς ὑπὸ καλάμου πληγέντας.

45. Der *Diktamnus*[1] (δίκταμνον) *nützt gegen Gift, gegen Biß der Schlangen* und toller Hunde; heilt auch Nierenleiden, zerstößt den Stein und löst den Urinverhalt; *wurde jemand vom vergifteten Pfeil getroffen, so trinke man Diktamnus-Absud und wird geheilt; so tuen es die Hirsche, welche mit vergifteten Pfeilen angeschossen werden, sie suchen dieses Kraut auf, essen es und heilen.*[2]

46. Das *Pyrethron*[3] (πύρεθρον) hat erwärmende Kraft und nützt gegen alle Arten Kälte des Körpers und *gegen Zahnschmerzen, wenn es gekaut wird; tötet auch die Würmer* in den Gedärmen; wehe Knie heilen davon, wenn es mit Taubenkot gemischt aufgebunden wird.

47. Die *Cápparis spinosa*[4] (κάππαρις) nützt gegen die Winde, gegen Gebärmutterleiden und Geisteskrankheit, wenn davon eine Didrachme in Wein oder warmem Wasser genommen wird; sie nützt auch gegen heftiges Herzklopfen und bei Kindern, die starke Konvulsionen haben, nützt sie, wenn man sie von unten räuchert.

48. Die *Thymelaia*[5] (θυμελαία), *die in Wäldern wächst, nützt gegen Wassersucht*, geschwollene

[1] p. 143: עשב הנקרא בכל לשון דיקטאמנין. Diosk. III, 32. APf. 355.

[2] Diosk. III, 32: φασὶ δὲ καὶ τὰς αἶγας ἐν Κρήτῃ, ἐπειδὰν τοξευθῶσι, νεμηθείσας τὴν πόαν ἐκβάλλειν τὰ τοξεύματα. Dasselbe erzählt auch Plinius XXV, 8 (53).

[3] עשב נקרא עקר קרחא הוא פיריתרין. Diosk. III, 73. APf. 298 Anthemis Pyrethrum.

[4] עשב הנקרא בכל לשון אביונה. Diosk. II, 173. APf. 263. Die alten Bibelübersetzungen (LXX, Peschitto Vulgata) haben schon κάππαρις für אביונה (Šir Hašširim 12, 5).

[5] עשב נקרא בלישון ארם מזריון ובלשן יון לימפיאדום. Zur Feststellung dieser Pflanze mögen hier die weiteren Stellen folgen, an welchen sie Asaf erwähnt; p. 192: פרי מזריון והוא קוקוקינידימום. p. 236: מזריון הוא לימיירום. Diosk. IV, 172 sagt, daß die Thymelaia als Frucht die knidischen Körner liefert (ἐκ ταύτης ὁ κνίδιος κόκκος = קיקוקינידימום) und nachdem die bei Asaf mitgeteilte Heilwirkung dem bei Diosk. Mitgeteilten vollkommen entspricht, so leidet es keinen Zweifel, daß מוריון = Thymelaia ist. לימפיאדום kommt bei Diosk. nicht vor. Vgl. APf. 247. — Nach Leunis II, 450 soll der Name Daphne Mezereum aus dem pers. Mazeriyn entstanden sein; Thymelaia = Daphne Gnidium.

Milz, gegen veraltete Gedärmeleiden, wenn man sie mit Essig trinkt, sie führt das Wasser aus den Eingeweiden ab; ihre Früchte, welche den Myrtenbeeren gleichen, haben die beste Wirkung.

49. Die Euphorbia Characias[1] (τιθύμαλλος χαρακίας), deren Blätter denen des Ölbaumes gleichen und deren Zweige rot sind, nützt mit ihrem Milchsaft gegen Krankheiten des geschwollenen Bauches, purgiert die Gedärme, wenn zwei Drachmen vom Saft mit zehn Drachmen Aloë gemischt in warmem Wasser und Honig genommen wird.

50. Das Peganum Harmala[2] (πήγανον ἄγριον) nützt gegen die meisten Krankheiten des äußeren Körpers und gegen die Winde; ferner gegen Nervenschwäche, gegen Schmerzen der Arme, Gelenke und Knie, wenn man von dessen Samen eine Drachme in Wein oder warmem Wasser täglich nimmt.

51. Das Peucedanum[3] (πευκέδανον), dessen Wurzeln denen der Bärwurz (μῆον) gleichen, nützt gegen Nierenleiden, Urin verhaltende Steine, gegen Leber-, Milz- und Gebärmutterleiden, wenn eine Drachme davon täglich in warmem Wasser genommen wird; es ist sehr erwärmend und wohlriechend.

---

[1]) p. 144: עשב הנקרא בלשון ארם חלהלובא ובלשון יוון תיתומלום ועוד יקרא בלשון יוון כלדריטים. Diosk. IV, 164 sagt, es gibt sieben Wolfsmilcharten, von denen eine Charakias, von einigen auch κομήτης, und eine andere, welche καρυίτης genannt wird; die Beschreibung der Charakias-Art entspricht dem, was Asaf darüber sagt, daher כלדריטום als Verschreibung des χαρακίας angesehen werden muß; p. 189 sagt Asaf: כמרום הוא תיתומלום, welches Wort wiederum eine Verschreibung aus κομήτης oder καρυίτης ist. — APf. 193, Löw, Miszellen (MGWJ.)

[2]) עשב נקרא בלישון ארם בששא ובלשון יוון מוליום ובלשון פרם אספנד ובלשון ערב חרמל. Diosk. III, 46 sagt vom πήγανον ἄγριον: καλοῦσι δὲ τινες αὐτὸ ἁρμαλά, Σύροι δὲ βήσσασαν, Καππάδοκες δὲ μῶλυ, demnach ist מוליום der Genitiv des μῶλυ, (περὶ μώλυως); HA. 1018: אספנד = Harmal. APf. 371. Vitting und Littmann, Arabische Pflnnzennamen (ZDMG. 65, p. 336).

[3]) עשב נקרא בכל לשון פיאיקידנום. Diosk. III, 78. APf. 384.

52. Das Sempervivum[1]) (ἀείζωον) nützt gegen jede Art brennende Hitze des Körpers und gegen Fieber, wenn es auf den Bauch gebunden wird; es heilt Wunden, wenn es gestoßen auf die Wunde gestreut wird, es fördert auch den Haarwuchs; es hat kühlende Kraft.

53. Die Artemisia[2]) (ἀρτεμισία) hat dünne Blätter, ist wohlriechend, die Blüten sind weiß und gelblich, ist erwärmend und nützt gegen Gebärmutterleiden, Schlangenbiß und Gift, wenn davon eine Drachme genommen wird. Wird sie an die Wände des Zimmers gelegt, so kommen keine Schlangen in die Wohnung, und wenn sie sich dort befänden, so entfliehen sie.

54. Das Ammoniakum[3]) (ἀμμωνιακόν), welches der milchtropfenartige Schweiß der Ferula communis ist, nützt gegen die Schmerzen, welche von den Winden und der Kälte im Körper verursacht werden, ferner gegen die Würmer in den Gedärmen, wenn man davon eine Drachme in warmem Wasser nimmt; warm aufgelegt heilt es das wilde Fleisch unter den Nägeln und läßt frische Nägel wachsen.

55. Das Herakleische Panakes[4]) (πάνακες Ἡράκλειον), dessen Blätter denen des Apium gleichen und dicke

---

1) p. 145: עשב נקרא בלשון ארם חייא לעלמא ובלשון יוון אריזון. p. 95: עשב שמו בלשון יוון אייזון ובלשין ארם חיי לעלם ובלשון רומיים סמפרביבא. p. 185: סמפריבִיטלא. — Letzteres liest Löw, APf. 161: סמפריביבולא ital. sopravvivolo; aber Diosk. IV, 90 selbst sagt von ἀείζωον τὸ μικρόν daß die Römer es Vitalis und auch Herba Sempervivа nennen.

2) עשב נקרא בכל לשון כלילא דמלכא ובלשון יוון ארטימוסיא. Diosk. III, 113. — APf. 96 versteht darunter den Melilotus, der mit כלילא דמלכא wiedergegeben wird; Asaf meint hier die bei Diosk. III, 113 besprochene Artemisia arborescens, denn den Melilotus behandelt er weiter unter Nr. 62. כלילא דמלכא ist allerdings der Melilotus-Honigklee. [Imm. Löw: hier bei Asaf aus עשבא דמלכא — Diosk. ἕρβα ῥήγια — verschrieben.]

3) עץ הכלך ויעתו היא טיפת החלב המוצאת ממנו נקרא אמונייקון. Diosk. III, 84 ἀμμωνιακόν ὀπός ἐστι νάρθηκος. APf. 340. — HA. 55: ארמניאק.

4) עשב נקרא בלשון ארם ניושור עליהו דומה לכרפסים ושרשיו עב ומוציא חלב הוא נקרא אפופינקים. Diosk. III, 48. APf. 191. γεύσιρ = Opopanax. K. II, 137: ניאשיר ובלטין אופופונאקום. Steinschneider, Abus Salt 73: נאושיר — אפופונקו. Nach Berendes p. 297 ist es die Ferula Opopanax, nach Leunis 494, 47 Opopanax Chironium.

Wurzeln hat, aus welchen der Opopanax-Saft gewonnen wird, nützt gegen Hitzfieber und Schüttelfrost, gegen Leiden der Gebärmutter, der Nieren, der Leber und der Milz und zertrümmert den Stein; wenn man davon eine Drachme nimmt.

56. Die Gentiana[1]) (γεντιανή), die lange Blätter und rote Wurzeln hat, ist schmerzstillend, nützt gegen tötliche Gifte, gegen Nierenleiden, Urinverhalt, Atembeschwerde, Hitzfieber und Schüttelfrost, und auch gegen Schlangenbiß, wenn davon eine Drachme genommen wird.

57. Die Aristolochia[2]) (ἀριστολοχεία), deren es zwei Arten gibt, eine, deren Wurzeln länglich und eine, deren Wurzeln rund sind, hat einen bitteren Geschmack, und nützt gegen alle Arten Hitzfieber und Schüttelfrost, gegen Leiden der Milz, Leber, Magen, Gedärme, Nieren, Dysurie, Gebärmutter, Gifte und Schlangenbiß, wie auch gegen Schwertstich, wenn sie gestoßen auf die Wunde gestreut wird, sonst wird sie im Gewicht einer Drachme getrunken genommen.

58. Das Anakerion[3]) (?) nützt mit seinen Spänen

---

[1]) p. 146: עשב נקרא בכל לשון גינטייאנא. Diosk. III, 3.

[2]) עשב נקרא בלשון ארם ספלולא ובלשון יוון אריסטולושיא ובלשון ערב זריוונד. Diosk. III, 4. APf. 280. — An sonstigen Stellen bei Asaf kommt die Pflanze auch besonders bezeichnet vor; pp. 193, 209, 224: ספלול ארוך, — p. 105: ספלולא גלולה, — p. 235: אריסטולושיאה הארוך, — p. 219: אריסטולושיאה גלולה. — Nach BB. (PS. 2699) ist ספלולא גלילא arab. זראונד. — Budge I. Gl. und I, 48.

[3]) עץ הנקרא בלשון ארם קיראסיברא ובלשון יוון אוניקירון ובלשון רומיים אקורו. APf. 339 läßt den syrischen Namen unerklärt und setzt zu den beiden anderen ein Fragezeichen. Der hier lat. und griech. angegebene Name kommt bei Diosk. nicht vor, muß daher vorausgesetzt werden, daß das Wort derart verschrieben ist, daß eine Emendation nötig erscheint. [Imm. Löw: Anakerion אוניקירון ist ὕχνηρον, ἄκαιρον, ἄχωρον, καρνάν welche Worte Syn. sind zu μυρσίνη ἀγρία. Diosk. IV. 144. Die medizinische Verwendung bei Asaf stimmt zu Diosk. Es ist der Mäusedorn, Ruscus, Asaf meint aber die nächstverwandte Smilax, Stechwinde. Der bisher unerklärte aram. Pflanzenname bei Asaf קיראסיברא ist mit syr. נורסבורא zu identifizieren, das nach BB. 452 eine Art wilder Myrte ist, die auch die „sich windende" heißt. Sich windend ist die Stechwinde;

gegen Schmerzen der Hände und Füße, wenn sie des Morgens von der Ostseite abgeschnitten, davon eine Handvoll in weißem Weine aufgekocht, die ganze sternlichte Nacht durch abgelegen, getrunken wird; der Samen, wenn $9^1/_2$ Stück in süßem würzigen Wein gekocht werden, nützt den Nieren und zertrümmert den Stein.

59. Die Betonica[1]) (κέστρον) nützt gegen Gifte, Krämpfe, Leiden der Gebärmutter, der Leber, Milz und des Herzens.

60. Das Triphyllon[2]) (τρίφυλλον) nützt gekocht und getrunken gegen Folgen der Erkältung, gegen Leiden der Gebärmutter und Leber, auch gegen Gift und Schlangenbiß, wenn davon eine Drachme in warmem Wasser getrunken wird.

61. Die Trigonella foenum graecum[3]) (αἰγόκερας) erwärmt die Nieren, heilt den Husten, löst die Kälte des Körpers, heilt Lungenleiden und auch der Samen heilt Brustleiden, Husten, Atembeschwerde und Schmerzen der Gebärmutter, wenn sie gestoßen und mit Honig vermischt genommen werden; ist auch gegen Gifte und Schlangenbiß gut.

62. Der Melilotus[4]) (μελίλωτος), dessen Kraft sehr erwärmend ist, nützt der kranken Leber und Lunge, gegen

---

der Ausdruck ist aus dem gr. übersetzt, etwa aus αὐτόπλεκτος, ich finde ihn aber bei Griechen für Schlingpflanzen nicht. Gemeint ist die Stechwinde, aber enträtseln kann ich das aram. קיראסיברא = syr. גורסבורא auch nicht. Ob man an γῦρος denken soll?]

1) עשב נקרא בכל לשון ביטונקי. Diosk. IV, 1 κέστρον ... Ῥωμαῖοι βεττονίκην. Leunis II, 653 meint, χέστρον sei Betonica alopecurus; es ist nicht die Satureia (APf. 325), denn Diosk. sagt ausdrücklich: an der Spitze der Zweige (sc. des Kestron) sitzt der Same in Aehren, wie beim Saturei (ὥσπερ θύμβρας). ZDMG. 39. 276, BB. 1816. 2058.

2) p. 147: עשב הנקרא בלשון ארם פספיסא ובלשון יוון טריפילון. Diosk. III, 109, APf. 95 Medicago sativa.

3) עשב הנקרא תלתל ובלשון ארם שבלילתא ובלשון יוון אניקיריאה ובלשון רומיים פנוגריקו. Diosk. II, 102. τῆλις ... οἱ δὲ αἰγόκερας ... Ῥωμαῖοι φαίνουμ γραίκουμ. APf. 316.

4) עשב הנקרא בלשון ארם חנדקוקא ובלשון הכל מילילוטום. Diosk. III, 40, — siehe Nummer 102.

Herzklopfen und innere Kälte, wenn davon eine Drachme in Wein, oder warmem Wasser genommen wird; heilt auch mit der Abkochung der Samen *Gebärmutterleiden*, Schlangenbiß und Vergiftung, zertrümmert die Nierensteine und *aufgebunden alle Wunden*, ferner heilt er anhaltendes Fieber und Verdunkelung, sowie *Entzündung der Augen*.

63. Das *Psyllium*[1]) (ψύλλιον), dessen Blätter gestoßen und auf das Leintuch gestreut die Flöhe töten, nützt mit der Abkochung der Samen gegen Schmerzen der Leber und der Nieren, zertrümmert den Stein, nützt gegen Gifte, ist sehr gut gegen Gebärmutterleiden und auch gegen Augenleiden, wenn es mit Eiweiß und Sesamöl, oder Frauenmilch gemischt auf das Auge gebunden wird; es ist auch ein gutes Schlafmittel.

64. Das *Erysimon*[2]) (ἐρύσιμον) *hat sehr kleine Körner, welche inneren Wunden* und offenen Geschwüren nützen, heilen Lungenentzündung, Leberleiden und *alle Arten im Innern des Körpers verborgene Krankheiten*.

65. Die *Eruca sativa*[3]) (εὔζωμον) ist erwärmend und feucht, vermehrt den Samen, *regt zum Coitus an*, stärkt die Lenden und Hüften, *nützt dem Magen*, der Leber und den Nieren, zertrümmert den Stein, vermehrt die Milch der Frauen, *wird auch auf den Bauch* der Kinder *gebunden*, um ihre durch die Winde verursachte Geschwollenheit zu vertreiben, *heilt auch die Schmerzen der Harnblase*, aus der sie den Absatz abführt.

---

[1]) p. 149: עשב הנקרא בלשון ארם בורקטונא ובלשון יוון פסיליתום. Diosk. IV, 69. APf. 314. Plantago psyllium. K. II, 88: בזר קטונא ובלטין פשילי. — BB. 765: פסיוליון = זרע קטונא = arab. בזר קטונא.

[2]) עשב הנקרא בלשון ארם תודרא ובלשון יוון רורדין. Diosk. II, 158. APf. 165.

[3]) ירק עשב נקרא עברי וארם גרגירא ובלשון יוון איגזימון. Diosk. II, 140: εὔζωμον Ῥωμαῖον ἠρούκαμ. APf. 92. BB. 55: אווזמון = גרגירא = arab. אלגַרגִיר. K. II, 161: גרגיר ובלטין אירוקא. — Pf. bei Raschi 6: גרגיר = ריקא, אירגא, ארוגא.

66. Das Lithospermum[1]) (λιθόσπερμον) nützt gegen Nierenschmerzen und gegen urinverschliessenden Stein, löst Dysurie, wenn davon eine Drachme getrunken wird; auch dessen Samen sind vorzüglich gegen Nierenleiden und Nierensteine, welche so zertrümmert und abgeführt werden, daß Nichts zurückbleibt, wenn eine Drachme in Wasser, Honig oder weißem Wein genommen wird.

67. Das Mekon[2]) (μήκων ῥοιάς), dessen Blüten rot wie Blut sind, heilt mit dem Blütensaft Schwäche und Verdunkelung der Augen, mit dem Samen heilt es die Schwäche des Bauches, Nieren, Stein, Dysurie, fördert die Menstruation, stillt die Blutung beim Urinieren und Erbrechen, wenn davon eine Drachme im weißen Wein genommen wird; Manche kochen aus dem Mekon eine Art Opium, welches ὤφιον μηκώνιον genannt vielen Heilmitteln vorteilhaft beigegeben wird.

68. Die Glykyrrhiza[3]) (γλυκύῤῥιζα) heilt mit den Blüten Geschwüre und Brandwunden, tötet auch Flöhe, die Wurzel aber ist das Haupt aller Heilmittel; sie heilt veralteten Husten und nützt allen Arten des Lungenleidens, gegen Rauheit der Luftröhre, gegen Vertrock-

1) p. 149: עשב הנקרא בלשון ארם זרע כיפא ובלשון יוון פרמאטום ובלשון רומיים סיאכתי פראגא. Diosk. III, 141 spricht vom λιθόσπερμον, und IV, 16 vom σαξίφραγον; von beiden ist als einzige Heilwirkung — wie auch bei Asaf — hervorgehoben: λίθους θρύπτειν καὶ οὖρα ἄγειν, nachdem jedoch Diosk. beim Lithospermum besonders betont δύναμιν δὲ ἔχει τὸ σπέρμα μετ' οἴνου λευκοῦ, so ist es unzweifelhaft, daß Asaf hier nicht das Saxifragon meint. APf. 139, פראממטום = σπέρματος.

2) עשב נקרא בלשון ארם כלונתא סימקתא... והוא נקרא בלשון יוון מיקנום ויש אשר יבשלו ממנו כמין אופיון ויקרא שמו אופימיקנום. Diosk. IV, 63–66 spricht von vier Arten des Mekon, von denen Asaf die erste, μήκων ῥοιάς, dessen Blüten rot sind (ἄνθος φοινικοῦν), behandeln will, spricht aber von solcher Heilwirkung, welche bei Diosk. vom μήκων ἥμερος gesagt wird, welches die Römer παπάβερ nennen, und welches Asaf weiter Nr. 101 besonders bespricht.

3) עשב נקרא ארם עיקרא דשושא ונקרא בלשון יוון גליקוריזין ובבל לשון יקרא סום. Diosk. III, 5. APf. 378. BB. 494: גלוקוריזא = עקר שושא. — K. II, 525: סום ובלטין ליקיריציאה.

nung der Lunge und der Zunge, gegen Schmerzen der Leber, gegen das Brennen der roten Galle, vertreibt den Durst und nützt auch gegen Beklemmung; man nimmt davon eine Drachme; man pflegt auch die Wurzel auszupressen und den Saft so lange zu kochen, bis er gerinnt und davon eine Olivengröße zu nehmen.

69. Die Brassica rapa[1]) (γογγύλη), deren Blätter und Wurzeln denen des Rettigs (Raphanus sativus) gleichen, nützt mit den Blättern gegen Beklemmung und Herzbeschwerde, gegen Hitzfieber, wenn sie abgekocht werden, und auch die Abkochung der Wurzeln wirkt kräftigend, vermehrt den Schleim; der Samen nützt gegen Gifte und Schlangenbiß, wenn davon eine Drachme getrunken wird.

70. Der Carthamus tinctorius[2]) (κνῆκος), dessen Blüten denen des Crocus sativus gleichen, aber nicht so rot sind, hat kühlende Kraft und nützt gegen das Brennen der roten Galle und löscht die Trockenheit des Durstes; die Samen nützen gegen Leiden der Gebärmutter, wenn sie gestoßen und in Wasser gekocht genommen werden, was auch Nierenschmerzen stillt, die Steine zertrümmert, die Harnblase von Sand und Absatz reinigt, Urin treibt, nützt auch gegen Herzklopfen und tötliche Gifte.

71. Das Peristereon[3]) (περιστέριον); siehe oben (I. T.) p. 51.

72. Die Konyza[4]) (κόνυζα) wächst an Flußufern, ist

---

[1]) עשב ירק נקרא בלשון עברי לפת ובלשון יוון גלונגידין ובלשון רומיים רפה. Diosk. II, 110: γογγύλη οἱ δὲ γογγυλίδα, Ῥωμαῖοι ῥαπαμ. BB. 468: נונגולי, arab. אללפת. — APf. 241.

[2]) p. 151: עשב מקוצץ נקרא בלשון ארם עיצפור ובלשון יוון כוריקין קרוקין. Diosk. IV, 188: κνῆκος . . . ἄνθος κρόκῳ ὅμοιον. — K. II, 2, 560: עצפור ובלטין קרוקוש אורטוליניש הוא זעפראן מדברי. — APf. 216.

[3]) עשב נקרא בלשון ארם חמאמא ובלשח יוון פריסתרונא ובלשון רומיים קולומבארולא וקורין עוד רומיים ברבינא. Diosk. IV, 59. Columbarula = Peristereon = Verbena officinalis.

[4]) p. 152: עשב נקרא בלשון ארם שווצרא ובלשון יוון ברתיפום . . . נקרא בלשון רומיים אירבא פולקירא. Diosk. III, 121: κόνυζα . . . προφῆται βρεφυκτόνος . . . Ῥωμαῖοι πουλικάρια. — s. oben p. 33 Note 1. — Budge I, 610. II, 725: שווצרא Artemisia; נבאת ישבה אליקסום והייו שווצרא. Conyza

wohlriechend, heilt Kopfschmerzen, wenn ihr Saft in die Nasenlöcher getropft wird, und heilt auch auf solche Weise Lähmung; sie tötet die Flöhe, weshalb sie von den Römern Herba Pulicaria genannt wird.

73. Der Hyssopus officinalis[1]) (ὕσσωπος) nützt gegen die Winde, gegen Kopfschmerzen, gegen Ohren- und Zahnschmerzen, gegen Nierenleiden, wenn man davon eine Drachme trinkt, oder von dessen Saft gegen Kopfschmerzen in die Nase und in die Augen tropft; bei sonstigen Leiden wird es in Wasser gekocht, bis es ein Drittel wird, und von dieser Abkochung trinkt man ein Glas voll.

74. Das Origanum majorana[2]) (σάμψουχον), hat zarte und wohlriechende Blätter, ist dem des Orig. maru ähnlich, nützt mit dem Saft gegen Kopfleiden, mit den Blättern, sowohl getrunken als auch aufgebunden, gegen Gebärmutterschmerzen, gegen Nierenleiden, und gegen Dysurie; wenn es in Öl gekocht und auf den Kopf gestrichen wird, so fördert es den Haarwuchs und heilt Kopfschmerzen.

75. Das Arum Dracunculus[3]) (δρακοντία μεγάλη), hat breite Blätter, schlangenähnliche Blüten, dicke und weiße, der Kolokassia gleichende Wurzeln; wenn man es gestoßen auf die Hand und Arme streicht, so kann man giftige Schlangen mit der bloßen Hand anfassen, sie schaden nicht, denn sein Geruch betäubt die

---

odora ist die shuwasra. — APf. 80. שווצרא ist nach J. Löw, Artemisia und nicht Conyza.

[1]) עשב הנקרא איזוב ובכל לשון איסופום. Diosk. II, 25. — Steinschneider Abus Salt 275: אזוב — אורינגו. — APf. 134 und 326; Löw, Der biblische Ezôb (Wien 1909).

[2]) עשב נקרא בלשון יוון סאמפסיכון ובלשון ארם ופרס מרדגוש. Diosk. III, 39. APf. 41, K. II, 454; מרזנגוש ובלטין מאיוראנא הוא שנשוקוש. PS. 2664: סמפסוכון arab. מרזנג׳וש und אלמרדנ׳וש.

[3]) p. 153: עשב הנקרא בלשון ארם לופא ובלשון יוון ורומיים דרקונטיון. Diosk. II, 166 sagt von der δρακοντία μεγάλη: οἱ δὲ ἄρον und 167 von der δρ' μικρά: Σύροι λοῦφαν, aber die bei Asaf mitgeteilte Heilwirkung entspricht der des Dioskurides über die δρ' μεγάλη. APf. 238. BB. 590: לופא: דראקינטיון.

Schlangen; nützt auch gegen Grind, Krätze und alle Arten Aussatz; auf die Augen gelegt, sowohl frisch, als auch trocken, verwischt es die weißen Flecken (Leukoma) und erhellt ihre Verdunkelung; gestoßen und mit Honig getrunken heilt es Husten, Lungenleiden, Schwindsucht und Atembeschwerden.

76. Der Daucus carota[1]) (δᾶυκος), dessen Blätter zart, Wurzeln süß, und die Samen sehr erwärmend sind, nützt gegen Dysurie, gegen Nierenschmerzen und alle Arten Husten, ist auch gut gegen Gifte und Schlangenbiß, heilt auch wenn man Blut spuckt, oder Blut uriniert, wenn man täglich eine Drachme davon trinkt.

77. Das Elelisphakon[2]) (ἐλελίσφακον), dessen Blätter breit, Blüten rot und wohlriechend sind, stillt das Blut, woher es auch kommen mag, nützt auch gegen Gebärmutterleiden, heilt Grind und Krätze, wenn es darauf gestrichen wird, fördert auch den Haarwuchs.

78. Der Helleborus[3]) (ἐλλέβορος), d. i. die Nießwurz, wenn es gestoßen und mit Zedernöl, Teer, Wachs und Sesamöl gemischt auf die Brust gestrichen wird, so heilt es Blutbrechen und Schwindsucht; wenn ein Drittel Drachme der Wurzel mit Honig und Salz in warmem Wasser getrunken wird, so werden alle Arten Lungenleiden dadurch geheilt.

---

[1]) עשב נקרא שמו דייקום. Diosk. III, 72. APf. 86. Steinschneider A. 796: דאוקין pastinaca. Leunis II, 495: Daucus carota, Mohrrübe.

[2]) עשב נקרא בלשון ארם מרייא ובלשון יוון לוליספקום ובלשון רומיים סלבייא. Diosk. III, 33: ʽΡωμᾶιοι σάλβια. — APf. 251 und Pf. bei Raschi 124 meint, diese Salbia sei Origanum maru; die hier mitgeteilte Heilwirkung entspricht dem Elelisphakon; siehe oben p. 32, Note 2.

[3]) p. 154: עשב הנקרא איליבורום בלשון יוון ובלשון ארם קונדוש הוא העשב המעטיש. Diosk. IV, 148 und 149 spricht von beiden Arten des Helleborus, vom λευκός und μέλανος, auch Asaf erwähnt pp. 115 und 121 ausdrücklich den אליבורום לבן und p. 169 den אליבורום מילנום, nachdem er aber den letzteren besonders behandelt, so meint er hier gewiß den λευκός. APf. 306 Veratrum album [Diosk. IV, 148 sagt; die Römer nennen ihn βερέτρουμ ἄλβουμ].

79. Die Malva silvestris[1]) (μαλάχη), die sich immer der Sonne zuwendet, nützt gegen Schlangenbiß und gegen den Stich der Skorpionen, Bienen und Wespen, nützt gegen Schmerzen der Leber und des Herzens, heilt Atembeschwerden, öffnet die Gedärme; streicht man damit die Hände und Arme ein, so kann man Honig aus dem Bienenkorb nehmen, man wird nicht gestochen; Geschwüre und wehe Füße heilen, wenn ihre Abkochung in Ziegenmilch auf die wehe Stelle gelegt wird.

80. Die Kyklaminos[2]) (κυκλάμινος) hat breite und gefleckte Blätter, runde Wurzeln, welche von Außen schwarz und von Innen weiß sind. Der Wurzelabsud nützt gegen Augenentzündung, wenn der Saft ins Auge getropft wird, und gegen triefende und verdunkelte Augen; wird der Saft der frischen Wurzel mit Eidotter gemischt auf den Nabel gestrichen, dann ist es ein Abführmittel und fördert die Menstruation; heilt auch das Blutspucken, sowie aufgebunden die geschwollene Milz; auf den Kopf gestrichen, läßt er das Haar wieder wachsen.

81. Das Chamaileon[3]) (χαμαιλέων), die niedrigste unter allen Dornarten, nützt — davon eine Drachme

[1]) עשב הנקרא בלשון עברי אורות ובלשון ארם רענין ובלשון יוון מולושיאה ובלשון רומיים מלווא. Diosk. II, 118 μαλάχη ἀγρία... ‘Ρωμαῖοι μάλβα ῥούστικα; APf. 359. Malva. Asaf verweist hier auch auf den biblischen (II. Kön. 4, 39) Namen אורות, den schon LXX nicht verstanden und nur mit ἀριώθ umschrieben.

[2]) p. 155: עשב הנקרא בלשון ארם רקפתא ובלשון יוון קיקלאמינים ובלשון רומיים מילוטירניום. Diosk. II, 164 κυκλάμινος... ‘Ρωμαῖοι ῥάπουμ τέρραι; מילוטירניום wird wohl malum terraneum sein; APf. 307 Cyclamen.

[3]) עשב הנקרא בלשון· ארם ארייא ובלשון יוון כמומילון. Diosk. III, 8 und 9. APf. 366 wies bereits darauf hin, daß hier כמומילון eine Verschreibung für χαμαιλέων ist; auch die mitgeteilte Heilwirkung ist dem Chamaileon des Diosk. entsprechend und nicht dem III, 136 erwähnten ἄνθεμις-χαμαίμηλον. — BB. 707. PS. 378: אריא דארעא oder אריא דעפרא ist כאמהלהאון chamaeleon. Dioskurides spricht vom weißen und vom schwarzen Chamaileon, Asaf nimmt Beide zusammen.

warmem Wasser getrunken — gegen Dysurie, und mit Origanum in Wasser gekocht führt es die Würmer aus den Gedärmen ab; nützt auch gegen Gift und Schlangenbiß, und aufgelegt heilt sie Flecken, Aussatz, Grind und Krätze; gestoßen und mit Blättern der Brassica oleracea gemischt auf das Gesicht gelegt reinigt sie die Haut der Frauen von allen Flecken.

82. Die Kalamintha[1] (καλαμίνθη ἀγρία) nützt gegen Ischias, Hitzfieber und Schüttelfrost, wenn man täglich ein Glas voll von ihrer Abkochung trinkt; führt auch die Würmer aus den Gedärmen ab und nützt gegen Gebärmutterleiden, Husten, Atembeschwerde und wehe Lunge; tötet die Würmer, welche in offenen Wunden entstehen, wenn man ihre Blätter darauf legt, oder den Saft hineintropft.

83. Das Kentaurion[2] (κενταύρειον) hat schmale Blätter und rote Blüten, nützt mit dem Saft, der in Wasser gekocht ein Glas voll getrunken werden soll, gegen Hitzfieber und Frostschauer, gegen Milz- und Leberleiden, auf den Bauch gebunden stillt es den Stuhlgang, getrunken führt es zum Abortus, und durch Klystier führt es den Schleim ab.

84. Die Mentha pulegium[3] (γλήχων) nützt gegen

---

[1] עשב דנקרא בלשון ארם קורניתא ובלשון יוון קלמינתא אגריון. Diosk. III, 35. καλαμίνθη... οἱ δὲ γλήχων ἀγρία; Isidorus Hispalensis (Mayer II, 395): Menta agrestis, Graeci καλαμίνθην vocaverunt; APf. 329. Calamintha officinalis; PS. 3567. קורניתא דנהרא = καλαμίνθα ἀγρία (γλήχων, mentha pulegium); siehe weiter Nr. 84.

[2] p. 156: עשב הנקרא בלשון ארם ערבזוא ובשאר לשונות קינטווריאה. Diosk. III, 6 und 7 spricht vom κενταύρειον τὸ μέγα und μικρόν, Asaf nimmt beide zusammen; APf. 302 Erythraea centaurium. Budge I. Gl. קנטורין arab. ערבז̈ו.

[3] עשב הנקרא בלשון ארם קורנת פלותא ובלשון יוון בליסקונין ובלשון רומיים פוליין. Diosk. III, 31. γλήχων, οἱ δέ βλῆχρον... 'Ρωμαῖοι πουλέϊουμ; das בליסקונין ist gewiß eine Verschreibung aus βλῆχρον; Donnolo 31: βλησκούνιον = Pulegium; APf. 329 ist קורניתא דנהרא = גלאוכון = Mentha Pulegium; PS. hat (siehe oben Nr. 82) καλαμίνθα ἀγρία dafür gesetzt.

Husten, Atembeschwerde und innere Kälte; gestoßen und mit Honig gemischt auf den Bauch gebunden vertreibt sie das Fieber; nützt auch gegen Gift und Schlangenbiß; aufgelegt heilt sie wehe Knie und mit Honig und Wasser getrunken vertreibt sie fieberhafte Kopfschmerzen und Seitenstechen.

85. Das Tragion[1]) (τράγιον) heilt mit dem Saft der Blätter, mit Honig gemischt und in die Augen gestrichen, Verdunkelung der Augen und löst auch das Leukoma; getrunken nützt es gegen Gift, gegen Nierenleiden und Harnverhalt, zertrümmert auch die Steine; aufgelegt heilt es Gebärmutterleiden; täglich zwei Drachmen davon getrunken heilt es Lähmungen; nützt auch gegen Schlangenbiß; aufgelegt heilt es auch die Podagra und Knochenschmerzen, und mit Wasser gemischt getrunken nützt es gegen die Kolika.

86. Die Nigella sativa[2]) (μελάνθιον) nützt gegen Kälte im Kopfe und in der Brust, tötet die Würmer in den Gedärmen, kräftigt die Lenden zum Coitus, vermehrt den Samen, wenn man davon eine Drachme trinkt; gestoßen und mit Honig gemischt nützt sie aufgelegt gegen Aussatz und Flecken; läßt auch das Haar, den Bart und Augenlidern wachsen; mit Eiöl oder mit Adlerfett gemischt nützt sie gegen Gifte und Schlangenbiß; ißt sie Jemand nach dem Abendbrot und schläft im Freien mit offenem Mund, wenn der Mondschein in die Mundhöhle fällt, so stirbt derjenige.

87. Das Melissophyllon[3]) (μελισσόφυλλον) dessen Blätter wie Citrus medica riechen, nützt ge-

[1]) p. 157: עץ הנקרא טראגון בלשון ארם כסייא דטורי. Diosk. IV, 49, 50. — APf. 212 läßt es mit Fragezeichen dahingestellt. Berendes p. 390 verzeichnet für Tragion das Hypericum hircinum.

[2]) הקצח הוא בלשון ארם יאטבנא ובלשון יוון מלנתיון ובלשון ערב שוניז. Diosk. III, 79 μελάνθιον ... Ῥωμαῖοι πκπάβερ νίγρουμ; APf. 367 verbessert יאטבנא in שבובנא; p. 99 schreibt Asaf richtig: זרע קצח הוא בלשון יוון מלנתין ובלשון ארם שבובנא. — K. II, 716: שוניז ובלטין ניגיללה. — Steinschneider, Abus Salt 248: שוניז: כמון שחור.

[3]) p. 158: עשב הנקרא בלשון יוון מליסופילון. Diosk. III, 104.

gen Schlangenbiß, heilt Geschwüre am Halse, und ist gut gegen Husten, Atembeschwerde und vorteilhaft für die Lunge.

88. Das Tragoriganon[1]) (τραγορίγανον) nützt den Nieren, zertrümmert den Stein, löst den Urinfluß, erwärmt den Magen, wenn es in Wasser bis zum Drittel eingekocht früh und abends je ein Glas voll getrunken wird; der Saft der frischen Wurzel in die Augen getropft heilt Leukoma und Verdunkelung, mit Honig gemischt heilt es Ohrenverstopfung.

89. Das Pentaphyllon[2]) (πεντάφυλλον), dessen Blätter fünfteilig und die Wurzeln dünn sind, nützt gegen Schlangenbiß, Seitenschmerzen, Leber-, Milz- und Nierenleiden, wenn es gestoßen und mit Honig gemischt zu je zwei Drachmen genommen wird; manche kochen es, bis es zum Dritteil einkocht, und trinken davon früh und abends je ein Glas; es heilt auch Zahnschmerzen und zerfressenes Fleisch; es nützt auch gegen Dysenterie, gegen Ischias, Lungenleiden, Husten und Herzleiden, sowohl getrunken als auch aufgelegt, hebt das Fieber auf und erweicht alle Arten Geschwüre.

90. Die Brassica oleracea[3]) (κράμβη) ist erwärmend und nützt gegen die Würmer, gegen eiterige, übelriechende Geschwüre, heilt vor Kälte gesprungene Hände und Füße, macht die Haut von Flecken, Flechten und Aussatz rein; die Asche ihres Holzes mit Kuhmilch gemischt und aufgelegt heilt chronische Seitenschmerzen.

---

[1]) עשב נקרא בלשון ארם זיפא רבא ובלשון יוון אוריגנון ובלשון רומיים סטורייא. Diosk. III, 30. Vom Origanon sagt Diosk. III, 29, daß seine Blätter denen des Ysop gleichen.

[2]) עשב הנקרא בלשון יוון פינטאפילון. Diosk. IV, 42. Plinius XXV, 9 (62) sagt: Quinquefolium Graeci pentapetes aut pentaphyllon aut chamaezelon vocant.

[3]) p. 159: ירק עשב נקרא בלשון עברית אכרוב ובלשון יוון קרמבין. Diosk. II, 120: κράμβη ἥμερος. APf. 213.

91. Der *Herpyllos*[1]) (ἕρπυλλος), *der dem Hyssop gleicht und wohlriechend ist, nützt gegen Blutspucken*, wenn er mit Essig gemischt zu vier Drachmen getrunken wird; nützt auch gegen Lethargie, gegen Gifte und *Schlangenbiß*.

92. Die *Brassica silvestris*[2]) (κράμβη ἀγρία), *die an Geschmack und Geruch dem Gartenkohl gleicht*, ist schmerzstillend und nützt sowohl roh gegessen, als auch mit ihrem Saft gegen Dysenterie und Hämorrhoiden, gegen eitrige und übelriechende Geschwüre, in die Nasenlöcher getropft gegen Kopfschmerzen, nützt auch gegen Zahnschmerzen, und der Samen gegen Phrenitis; sie ist auch gegen Gift und Schlangenbiß heilwirkend.

93. Die *Vicia Ervilia*[3]) (ὄροβος) *nützt gegen Aussatz, Flechten, Flecken und alle Arten Geschwüre*, wenn sie fein gestoßen mit Honig vermischt aufgelegt wird; nützt auch gegen Husten, Atembeschwerde, Blutspucken, *blutigen Urin und Dysenterie*, wenn man davon täglich zwei Drachmen mit Honig vermischt in warmem Wasser oder in altem Wein einnimmt; fein gestoßen aufgestreut *heilt sie fressende und übelriechende Geschwüre*.

94. Die *Saponaria officinalis*[4]) (στρούθιον) *nützt gegen Husten*, wenn sie gestoßen und mit

[1]) עשב הנקרא בלשון יוון אירפילום. Diosk. III, 38. Isidorus Hisp. (Mayer II, 394): Herpillus, apud nos Serpillus, aut Matris animula.

[2]) p. 160. עשב הנקרא אכרוב החיצוני ובלשון יוון אגריו קרמבין ··· קורין אותו רומיים קאוליקלו· Diosc. II, 121: κράμβη ἀγρία Ῥωμαῖοι βράσσικα ῥούστικα. [Imm. Löw: קאוליקלו cauliculo; Diosk. sagt zu κράμβη θαλασσία: römisch coliclum marinum; Asaf hat bei der vorherrschenden κράμβη ἀγρία bei Diosk. nicht βράσσικα ῥούστικα, sondern κολίκλουμ gelesen], K. II, 370: כרוב ובלטין קאוליש.

[3]) זרע קושנין [lies: כושנין] נקרא בלשון יוון אורובין ובלשון ערב כרסנא. Diosk. II, 108; APf. 228; K. II, 356: כרסנה ובלטין הירבו הוא כרשיני· — Budge I. Gl.: כושנא arab. כרסנה· — BB. 91: אורבום arab. כרסנה.

[4]) עשב הנקרא בלשון ארם צדרא ובלשון יוון איסטרותיון ובלשון רומיים אירבא לנרייא Diosk. II, 163: στρούθιον, οἱ δὲ κέδρον ... Ῥωμαῖοι ἕρβα λανάρια. APf. 306. — Das gr. κέδρον weist darauf hin, daß צדרא gelesen werden muß, so ist die richtige gr. LA.

Honig gemischt auf die Brust gelegt wird; so heilt sie auch Atembeschwerden und Schmerzen in der Lunge; auf den Kopf gestrichen löst sie fieberhaften Kopfschmerz und führt die Kälte und den Schleim vom Kopfe ab; gegen Husten trinke man davon eine Drachme gemischt mit einem Drittel Drachma Salz in warmem Wasser und Honig; gut gestoßen und in Rindsfett gemischt heilt sie aufgelegt alle Arten Aussatz und Geschwüre.

95. Das Sium latifolium[1]) (σίον), das in Flüssen und Wasserbächen wächst und dessen Geschmack und Blätter denen der Eruca sativa gleichen, ist sehr erwärmend und nützt aufgelegt gegen fressende Geschwüre und gegen alle Arten Flecken der Haut; der Saft in die Augen getropft heilt Leukoma und Verdunkelung der Augen.

96. Das Solanum nigrum[2]) (στρύχνον κηπαῖον) nützt gegen Schlaflosigkeit und Beängstigung, wenn vor der Abkochung der Wurzel vier Drachmen getrunken werden; der Saft der Blätter heilt aufgestrichen Geschwüre und geschwollene Körperteile; aufgelegt nützt es auch gegen Augenleiden im Sommer und gegen Fieber; in letzterem Fall kann es auch getrunken werden; mit Gänsemist gemischt ist es haartilgend.

97. Der Junctus maritimus[3]) (σχοίνος ἐλεία), dessen Blätter denen der Myrte gleichen und dessen Früchte schwarz und rund sind, nützt gegen Diarrhoe, Blutfluß der Frauen und gegen Hämor-

---

1) p. 161: עשב הנקרא בלשון יוון סיון ובלשון רומיים סינקיני ובלשון ארם כרפסא דמיא Diosk. II, 127: σίον φύεται ἐν τᾶς ὕδασι... οἱ δὲ σχοῖνος ἀρωματική... φύλλα ἔχον ἱπποσελίνῳ... παρεγγίζοντα εὐζώμῳ. — APf. 223. Löw, Karpas [ZA. 29. 360].

2) עשב הנקרא בלשון ארם ענבא דתעלא ובלשון יוון איסתרוכלום ובלשון רומיים סולטרין. Diosk. IV, 70. — APf. 296. [Imm, Löw: Salmasius 65 a. A. sagt: Latini, solanum dicunt, barbari solatrum.] K. II, 563: ענב אל תעלב ובלטין שולאטרום — Steinschneider, Abus Salt 409: ענב השועל: סולטרי. — Budge I. Gl. erklärt אסטוכידוס mit ענב אלתעלב, was aber stoichas ist.

3) p. 162: עץ נקרא שמו בלשון יוון איסקינוס. Diosk. IV, 52: σχοίνου ἐλείας τὸ μέν τι καγεῖται ὀξύσχοινος... Ῥωμαῖοι ἰούγκουμ μαρίνουμ.

rhoiden, wenn die Blätter in Wasser bis zum Drittel eingekocht getrunken werden.

98. Das Symphyton[1]) (σύμφυτον πετραῖον) nützt denen, die Blut urinieren, es abführen oder spucken, wenn davon zwei Drachmen genommen werden; es nützt auch gegen Husten, Lungenleiden und Atembeschwerde.

99. Das Pyknokomon[2]) (πυκνόκομον), nützt mit der Frucht, wenn sie mit Honig und warmem Wasser genommen wird, zur Reinigung des Magens; aufgelegt heilen die Blätter geschwollene Körperteile; es führt auch den Schlaf herbei.

100. Die Mandragora[3])-Wurzel (μανδραγόρα) heilt gestoßen und aufgelegt Flechten, Flecken und Aussatz, ihre Frucht gut gestoßen heilt Augenentzündung, und mit Honig und Olivenöl gemischt heilt sie aufgelegt Schlangenbiß; die Abkochung der Wurzel ist ein Abführmittel und sie erwärmt die Gedärme, besonders wenn sie mit warmem Wein und Honig genommen wird; sie ist auch ein gutes blutstillendes Mittel.

101. Das Papaver somniferum[4]) (μήκων ἥμερος), dessen Blätter breit sind, wie die der Lactuca, der Samen klein und dessen Frucht eiförmig ist, bei der einen Art jedoch sind die Samen weiß, hingegen bei der andern schwarz, nützt mit den Wurzeln gegen Ischias und Leberschmerz, wenn es in Wein getrunken wird, und auf die Stirn gestrichen nützt es gegen Kopf-

[1]) עיקר שמו סיניפיטון. Diosk. IV, 9. APf. 328.

[2]) עיקר נקרא בלשון יוון פיקניקומון והיא דומה למרוייו. Diosk. IV, 174 sagt, die Blätter gleichen der Eruca, die Blüte dem Basilicum (Ocimum) und die Frucht dem Prasion (Andorn); auch vom Schlafmittel ist Diosk. anderer Ansicht, indem er sagt, daß es wüste und schreckliche Träume bewirkt.

[3]) דודאים נקראים בלשון ארם יברוחין. ובכל לשון מנדרגורא. Diosk. IV, 75; APf. 188. — K. II, 331: יברוח ובלטין מאנדרגורא המהות שרש הדודאים.

[4]) p. 163: עשב נקרא שמו בלשון ארם כשכש ובלשון יוון מיקנים וקורין אותו עוד פפאברי. Diosk. IV, 64. — Oben Nr. 67 sprach Asaf vom μήκον ῥόιας.

schmerzen; ist auch ein gutes Schlafmittel; der Samen nützt ferner gegen Husten, Atembeschwerde, Blutspucken und Magenschmerzen; aus dem schwarzen Samen kocht man das Ophion Mekonion, welches gleichen Wert hat mit dem Opium.

102. Der Melilotus[1]) (μελίλωτος) hat noch andere Heilwirkungen auch, als welche oben (Nr. 62) mitgeteilt wurden; gestoßen und mit Wein gemischt auf den Kopf gestrichen heilt er Kopfausschlag, aber auch trocken aufgestreut ist er von Nutzen; er heilt auch geschwollene Augen, wenn er mit Eierdotter, welcher mit Honig gebacken wurde, gemischt, auf das Auge gelegt wird; heilt auch Ohrenschmerzen, wenn der Saft eingetropft wird; gegen Kopfausschläge ist es am besten, gestoßen mit weißem Ton[2]) zu mischen, dann in Wein gut durchzukneten und es auf den Ausschlag zu geben:

103. Der Astragalus[3]) (τραγάκανθα), der ein dem Weihrauch ähnliches Gummi hat, nützt gegen Husten, Augenleiden, Atembeschwerde, Blutspucken, ferner gegen Geschwüre im Hals und in der Luftröhre, gegen Heiserkeit und Rauheit in der Luftröhre, heilt den Magen, die Nieren und zertrümmert den Blasenstein, aufgelegt tut er wehen Augen gut, erweicht harte Geschwüre; zum Trinken nehme man davon eine Handvoll, dann lasse man ihn drei Tage und Nächte in Wasser oder Wein weichen, dann drücke man ihn vom Wasser aus und mische mit gleichem Maß Butter und Honig, davon nehme man früh und abend je zwei Nußgröße; manche kochen ihn in Kuhmilch, aber Milch von Eselinnen ist das beste.

104. Die Pistacia lentiscus[4]) (σχῖνος), die dünn

---

[1]) דבר אחר נאמר במלילוטום שהוא חנדקוקא. Dieser Punkt ist ein Nachtrag von Asaf selbst zu Nr. 62.

[2]) Asaf sagt nur טיט לבן, aber Diosk. III, 40 sagt σύν γῇ χιᾳ mit Ton von Chios.

[3]) עץ קוץ נקרא בלשון ארם אנקת איילא ובלשון יוון דרקקנתי. Diosk. III, 20; APf. 49. Tragakanth = Astragalus.

[4]) p. 164: עץ הבוטנים הדקים השחורים הצומח בשרון המוציא מזיעתו
מסטיכין... והוא נקרא בלשון יוון איסקינום ובלשון רומיים לינטישקום. Diosk.

und schwarz ist und auf dem Gefilde Scharon wächst, deren Ausschwitzung das Mastixharz ist und die wohl riecht, nützt gegen Diarrhoe mit dem Saft der Blätter und der Zweige; auch gegen Hämorrhoiden und blutigen Stuhlgang ist sie gut; heilt auch Ischias, wenn man vom Saft ein Glasvoll trinkt; ist auch gegen Krämpfe gut und macht Appetit.

105. Der Samen des Lupinus termis[1] (θέρμος) ist das Haupt aller Heilmittel; aufgebunden hebt er den Schmerz der Leber auf, auf den Bauch gelegt läßt er das Fieber aufhören, heilt durch Auflegen von außen wundige Halsgeschwüre, treibt Würmer ab, wenn man ihn gestoßen mit Essig trinkt, oder wenn man ihn mit Rindsgalle gemischt auf den Bauch streicht, und wenn er mit Cerussa (קורסיאה) so lange gekocht wird, bis er die Honigkonstinenz erreicht, so gibt es auf der ganzen Erde kein besseres Mittel gegen Geschwüre, denn er trocknet alle Arten Geschwüre; gegen Milz- und Leberleiden trinke man davon zwei Drachmen gemischt mit einer halben Drachme Piper, das fördert auch die Menstruation und führt auch zum Abortus.

106. Die Hedera Helix[2] (κισσός) schlingt sich an Waldbäume und Mauern, hat Früchte der wilden Olive gleich, nützt mit dem Saft der Blätter gegen Kopfschmerzen, wenn er in die Nase getropft wird; wirkt auch fördernd bei Urinverhalt, stillt Nierenschmerzen, und wenn ihre Abkochung in Essig getrunken wird, so macht sie anhaltender Menstruation Einhalt.[3])

I, 41, 42. Oben Nr. 35 spricht Asaf nur vom Mastix-Öl. — Diosk. sagt das beste und meiste Mastix-Harz wird auf der Insel Chios (ἐν Χίῳ τῇ νήσῳ) erzeugt, infolgedessen wird das Wort שרון bei Asaf gewiß in שיון zu emendieren sein.

[1]) זרע התורמוסים הוא לופינדי בלשון יוון ובלשון רומיים לופיניקיא. Diosk. II, 109 θέρμος... Ῥωμαῖοι λουπινουμ; APf. 394. — K. II, 740: תורמום ובלטין לופינוש.

[2]) עץ הנסבך בעצי היער... ושמו בלשון יוון קיסום ובלשון רומיים אידירא. Diosk. II, 179: κισσός... Ῥωμαῖοι... ἕδεραμ; APf. 140.

[3]) Diosk. sagt das Entgegengesetzte: befördert die Menstruation und treibt den Embryo aus (ἔμμηνα καὶ ἔμβρυα ἄγει.)

107. Der *Hyoskyamus*[1]) (ὑοσκύαμος) hat breite Blätter, *weiße oder schwärzliche Samen*, und *wer ihn ißt, verliert den Verstand*, solange er aus dem Magen nicht hinauskommt; *der Saft der Blätter heilt Ohrenleiden*, wenn er ins Ohr getropft wird, *wie auch jeden geschwollenen Teil des Körpers* oder des Gesichts, wenn er darüber gestrichen wird; *heilt auch geschwollene Augen*; eine Drachme vom Samen *hält die Menstruation auf; aufgelöst ist er schmerzlindernd bei allen Leiden.*

108. Das *Eryngium*[2]) (ἠρύγγιον) nützt mit den Wurzeln *gegen Nierenleiden* und gegen Stein, wenn sie in Wasser bis zum Drittel eingekocht werden und davon ein volles Glas warm getrunken wird; *nützt auch gegen Gifte und Schlangenbiß*; heilt Gebärmutterleiden, Herzklopfen, *Leber*, Milz, Lunge und alle Arten Husten.

109. Das *Verbascum*[3]) (φλόμος), dessen *Blätter*

---

[1]) p. 166: עשב הנקרא בלשון ארם שכרונא ובלשון יוון דהייסקאמוס ובלשון ערב ופרס בנג. Diosk. IV, 68: ὑοσκύαμος οἱ δὲ Διὸς κύαμος, daher bei Asaf die Form דהייסקאמוס, welches Wort sonst auch als יסקיאמוס (p. 180) und איסקיאמוס (p. 120) vorkommt. — APf. 381. — K. II, 710: שוכראן בנג ובלטין נושקיאמי. — K. II, 104: ובלטין שוקאראם הוא נושקיאמוס. — Steinschneider, Abus Salt 497: בנג: יושיקיאמו.

[2]) קוצה הנקרא בלשון ארם כובא סעירא ובלשון יוון ורומיים אורינגון, es ist nicht ersichtlich, ob Asaf das Wort אורינגון für ἠρύγγιον oder für ὀρίγανον geschrieben; gemeint hat er jedenfalls das Eryngium, worüber Diosk. III, 21 sagt: ἠρύγγιον .. οἱ δὲ ὄργανον (andere LA. ὀρίγανον), daher das Fragezeichen APf. 198 gelöst scheint. [Imm. Löw: Das Eryngium ist distelartig, daher nennt es Asaf קוצה = Distel. Speziell ist קוצה der Name des Saflor.]

[3]) עשב הנקרא בלשון רומיים איסקופסטין ובלשון יוון פלומוס ובלשון ארם ערטניתא. Diosk. IV, 103: φλόμος . . . Ῥωμαῖοι βερβάσκουμ; APf. 307. Es ist unentschieden, was syr. ערטניתא und lat. איסקופסטון bedeuten; ob ersteres Leontopetalon (APf. 307, PS 36 und Salomoh b. Samuel — ed. Bacher p. 79) bedeutet, oder nach K. II, 559 Malum terrae [ערתניתא הוא סקלאמין או מאלום טירי] Erdscheibe, muß dahingestellt bleiben; die Gleichung φλόμος = verbascum ist zweifellos, und das meinte Asaf. [Imm. Löw: ערטניתא ist *sicher* Leontice Leontop; ערטניתא bei K II. 559 ist nicht syrisch, sondern arabisch, die Knollen der Erdscheibe, Cyclamen. Es ist das syr. Wort, aber von den Knollen der Leontice auf die Knollen

sich über die Erde ausbreiten, nützt mit seinen gelblichen Blüten gegen die Winde, welche in den Eingeweiden Schmerzen verursachen, löst auch den Urinverhalt, heilt Nieren und zertrümmert den Stein; wenn es mit Essig gemischt sieben Tage lang abgelegen ist, so nützt es gegen Ausschläge.

110. Das Pankration maritimum[1]) (παγκράτιον) ein schmales Kraut, wie Lauch, dessen Blüten rot oder schwärzlich sind, die Wurzeln wie rote Zwiebeln, aber es gibt derer auch weiße, es nützt gegen Husten und Lungenleiden, gegen die Winde, die in den Gedärmen eingeschlossen sind, gegen Rauheit der Kehle und überflüssigen Schleim, der den Körper abmüdet; es soll täglich gekocht gegessen werden; es nützt auch gegen Schwindsucht und Abmagerung, denn es fördert das Fleisch und macht die Knochen markig; solche jedoch, welche am Meeresufer, an den kleinen Inseln wachsen und vom Meerwasser bespült werden, haben oft tötliche Wirkung infolge ihrer übermäßig erwärmenden Kraft.

111. Fehlt in der Handschrift, oder die Folge der Numerierung ist verfehlt, denn auf Nr. 110 folgt

112. Das Polypodium vulgare[2]) (πολυπόδιον), welches auf den Felsen und auf alten Baumstümpfen wächst, dünne Blätter und viele Wurzeln hat, nützt mit den Wurzeln gegen Wassersucht, welche den Bauch und den

des Cyclanen übertragen. Was איסקופסטון ist, weiß ich nicht, verbascum ist nicht gemeint].

[1]) עשב דק כחציר וניצתו אדומה ושחרחורת ושרשיו כבצלים האדומים ויש שימצא לבנים. Asaf gibt keinen Namen an, gewiß hat ihn der Schüler überhört; nachdem aber alle hier vorkommenden Heilpflanzen und deren Heilwirkung auf Dioskurides als Hauptquelle hinweisen, so glauben wir auf Grund der Beschreibung in dieser Pflanze das bei Diosk. II, 172 mitgeteilte Pankration zu erkennen, auf welche allein die Beschreibung paßt. Das Pan. mar. wächst — nach Leunis II, 714 — an den Sandufern des Mittelmeeres und auch häufig an der Küste Atticas.

[2]) עשב... שמו בלשון ארם סנירנלי ובלשון יוון פוליפודיון ובלשון רומיים פילישיקלא ובלשון פרס בספאייא. Diosc. IV, 186: πολυπόδιον... Ῥωμαῖοι φιλίχουλα; APf. 268. Steinschneider, Abus Salt 51: pers. בסבאיג = פוליפידי.

Fuß anschwellen läßt, wenn man ein halbes Glas vom Wurzelsaft mit Honig aufwärmt und trinkt, das treibt das Wasser ab und heilt auch Leber und Milz.

113. Die Urtica[1]) (ἀκαλήφη), die an verödeten Plätzen und Straßen wächst, nützt mit dem Samen gegen Nierenleiden und Dysurie, zertrümmert den Stein, heilt Geschwüre an der Leber und tut auch der Lunge gut, wenn sie gestoßen und mit Honig gemischt täglich in Nußgröße mit Wein getrunken wird; aufgelegt erweicht sie und öffnet harte Geschwüre und zieht den Eiter heraus.

114. Das Teucrium Scordium[2]) (σκόρδιον), welches auf Bergen und in Tälern vereinsamt wächst, ist sehr kräftig, gegen Gifte und Schlangenbiß zu wirken, wenn es abgekocht genommen wird.

115. Das Prasion[3]) [Marrubium] (πράσιον) nützt gegen Gifte und Schlangenbiß, gegen Leberschmerzen, Seitenstechen, Milzleiden, alle Arten Husten, Blutspucken; ist es frisch, so soll von dessen Saft täglich morgens und abends ein kleines Glas getrunken werden; ist es aber trocken, so soll es fein gestoßen und mit Honig gemischt in

---

[1]) p. 168: עשב... נקרא בלשון ארם זאטאיי ובלשון יוון קנידא ובלשון רומיים לורדיקא הוא חרול ובלשון ערב נקרא חורייק וקוריץ. Diosk. IV, 93: ἀκαλή[ύ]φη οἱ δὲ κνίδη... ‘Ρωμαῖοι οὐρτίκα; APf. 162 לורדיקא = l'ortica. K. II, 669: קריץ ובלטין אירטיגא.

[2]) השום... והוא נקרא איסקורדיון. Diosk. III, 111; APf. 393; Budge I. Gl.: סקירדיון = תומא דברא. [Imm. Löw: Asaf hat σκόρδιον und σκόρ(ο)δον verwechselt und es falsch mit שום wiedergegeben.]

[3]) עשב נקרא בלשון ארם מחריכלבא ובלשון יוון פרסיון ובלשון רומיים מרוביון. Diosk. III, 105: πράσιον οἱ δὲ εὐπατόριον... οἱ δέ χαμηλοπόδιον... ‘Ρωμαῖοι μαρρούβιουμ, οἱ δὲ λαβεώνια. APf. 270. K. II, 599: פראסין ובלטין הוא מרובי. — p. 198 sagt Asaf: אבנר הוא פרסיון und p. 219: עשב הנקרא פראסיון ונקרא פודגיאון והוא מרוביו הלבן. Diese zwei Gleichungen stimmen nicht; אבנר ist, wie APf. 33 beweist, Agrimonia Eupatoria; BB. 10 sagt: אבנר heißt griechisch הופטריון; auch Budge I, 353, 355. II, 401, 405. Nachdem jedoch nach Diosk. das Prasion bei den Griechen auch Eupatorium benannt wurde, so ist es verständlich, wenn Asaf irrtümlich das im Syrischen für Eupatorium gebrauchte אבנר für das im Griechischen auch Eupatorium benannte Prasion gesetzt hat. Die zweite Gleichung פודגיון ist das bei Diosk. erwähnte χαμηλοπόδιον. Über λα siehe oben p. 18. Löw, ZA. 23. 288.

Nußgröße mit warmem Wasser genommen werden; es nützt auch den Nieren.[1])

116. Das Kotyledon[2]) (κοτυληδών), welches runde, dicke Blätter und nur eine runde Wurzel hat, nützt gegen alle Arten Afterleiden, gegen Hämorrhoiden, Dysenterie, wenn es gut gestoßen und in altem Wein und Honig vermischt täglich morgens und abends zu je zwei Drachgenommen wird; es macht auch Magere fett; besonders bei Kindern ist es gut gegen Dysenterie.

117. Das Seseli[3]) (σέσελι), welches auf hohen Bergen wächst, nützt gegen Leberschmerzen, gegen die kalten Winde im Körper, es erwärmt das Blut, löst Dysurie, heilt Schüttelfrost und Frauenleiden.

118. Das Smyrnium perfoliatum[4]) (σμύρνιον) nützt gegen Nierenleiden, Dysurie, zertrümmert den Stein, heilt Schmerzen der Leber, der Milz und des Herzens, wenn davon zwei Drachmen in Honig genommen werden; die Wurzel nützt gegen Gift und Schlangenbiß; auch die Blätter haben die gleiche Wirkung.

119. Das Petroselinum[5]), welches in Makedonien

---

[1]) Diosk. sagt das Gegenteil: es ist den Nieren nicht zuträglich (νεφροῖς ἄθετον).

[2]) עשב הנקרא בלשון ארם כסוני ובלשון יוון קימבלידא ובלשון רומיים אירבא נרסולא. Diosk. IV, 91: κοτυληδών οἱ δε κυμβάλιον, letzteres ist קימבלידא. — [Imm. Löw: כסוני ist die Übersetzung von κοτύλη-δων = Becherchen, κυμβᾶλον = flaches Becken.]

[3]) p. 169: עשב צוכח בהרים הנבוהים ושמו בכל לשון סיסיליון ... והוא נקרא בלשון יוון פלאטקומינום. Diosk. III, 53 spricht von drei Arten des Seseli, von denen die Heilwirkung bei Asaf massilienischem Seseli entspricht, hingegen die Angabe über den Fundort scheint dem peloponnesischen zu entsprechen, von welchem Diosk. sagt: φύεται ἐυ τράχεσι τόποις καὶ γεωλόφοις, γεννᾶται δὲ καὶ ἐν τῇ Ἴδῃ. K. II, 524: סאסליום הוא שיליר מונטאני. — APf. 207.

[4]) ירק עשב הנקרא בלשון ארם כרפסא דחמרי ובלשון יוון פטרוסילינון איזמירניון. Diosk. III, 68: σμύρνιον ὅπερ ἐν Κιλικιᾳ πετροσέλινον καλοῦσι. Berendes p. 308. Kleiner Pferdceppich. — APf. 225 Löw, Karpas (ZA. 1915. 260): σμύρνιον כרפס אל חמאר.

[5]) פטרוסלינון מקידוניקון. Diosk. III, 66.

wächst (πετροσέλινον φύεται ἐν Μακεδονίᾳ), hat vollkommen die gleiche Wirkung, wie das Smyrnion; beide sind sehr gut.

120. Der schwarze Helleborus[1]) (ἐλλέβορος μέλανος) ist zwar tötliches Gift, wird aber zu den meisten Medizinen beigemischt, denn er nützt den Krankheiten der schwarzen Galle und gegen alle Arten Flecken, Grind, Krätze und Aussatz, wenn er in Essig gekocht aufgelegt wird.

121. Das Asplenium ceterach[2]) (ἄσπληνος), welches auf Felsen und im Schatten der Erhöhungen wächst, nützt gegen Milzleiden, wenn man es sieben Tage lang mit Essig trinkt; man kann es erproben, daß man es einem Tier zu trinken gibt und das Tier nach sieben Tagen schlachtet, da findet man keine Milz mehr; in Wein getrunken nützt es auch gegen Diarrhoe und Dysurie.

122. Das Myriophyllum[3]) (μυριόφυλλον) nützt gegen Gift, Schlangenbiß, Gebärmutterleiden, Leber-, Milz- und Magenschmerzen; es wird auch Kataplasmen und Ölen beigegeben; nützt auch gegen Kopfschmerzen und zur Förderung des Haarwuchses.

123. Die Tamarix[4]) (μυρίκη) nützt mit den Blättern gegen Milzleiden und Ischias, wenn sie in Wein gekocht sieben Tage hindurch getrunken werden; die Frucht nützt sowohl gestoßen, als auch gekocht gegen Diarrhoe.

* * *

Zum Schlusse sei hier die für Asafs Therapie charakteristische Medicina Pauperum mitgeteilt, welche Asaf „zum Wohle der Armen behandelt hat, denn diese Heilmittel sind überall leicht und ohne Auslagen zu beschaffen, weshalb er seine Schüler auch beeidet hat, daß sie

---

1) עשב נקרא בלשון ארם חרנפוק ובלשון יוון אליבורום מילנום Diosk. III, 149; APf. 180; Budge I, 48. אלברון אוכמא

2) p. 170: עשב... ושמו בכל לשון איספליניון. Diosk. III, 134. ἄσπληνον οἱ δὲ σπλήνιον APf. 108.

3) עשב הנקרא מיריופילון. Diosk. IV, 114.

4) עץ האשל נקרא בלשון ארם אתלא ובלשון יוון ברוקום. Diosk. I, 87; APf. 65: ברוקום = μυρίκη[σ].

hierfür keine Bezahlung annehmen, sondern die Armen und Dürftigen unentgeltlich und in Liebe behandeln sollen."[1])

1. Gegen Krankheiten des Kopfhaares und des Haarbodens, gegen das Welken, Ausfallen und Sichspalten der Haare, gegen Flechten und Schuppen: Artemisia Abrotanum[2]) soll zu Asche verbrannt werden und mische sie mit Rizinusöl (שמן קיק) und mit Öl des Cucumis Asininus (קישואין של חמורים), damit bestreiche man Kopf und Haar, das fördert den Haarwuchs und heilt die Fuchskrankheit; ferner: das Andropogon Schoenanthum[3]) soll gestoßen und in Olivenöl gekocht mit Asche des Abrotanum gemischt werden, das fördert — auf den Kopf gestrichen — den Haarwuchs, heilt Aussatz auf dem Kopfe und läßt sogar bei Leprakranken (גידמים) das Haar wachsen; Adiantum,[4]) vermischt in was für Öl immer, fördert, auf den Kopf gestrichen, den Haarwuchs; ferner: das Sempervivum,[5]) fein gestoßen und in Öl gemischt, hat dieselbe Wirkung; die Nigella sativa (קצח) tut dasselbe; von vorzüglicher Wirkung ist das Ei-Öl;[6]) ferner: der Asphodelos[7]) (ἀσφόδελος), dessen Wurzel und Blätter zu Asche verbrannt und mit Öl vermischt werden, heilt

---

1) זה תחילת התרופות לעניי האדם לרפא בלא מחיר ובלא כסף כי הכל נמצא בכל עת ובכל מקום ועל זאת התרופה השביע אסף את תלמידיו לבלתי קחת שכר כי אם בחסד ובנדבה לרפא את העניים ודלת הארץ.

2) p. 94: עשב הנקרא פוליוק בלשון יוונית ובלשון ארמית ברוכתא. — p. 103 sagt Asaf: עשב עץ הנקרא בלשון יון אפרוטנון ובלשון ארם ברוכתא. In der ersten Gleichung ist פוליוק verschrieben; APf. 79 liest פוליום = πόλιον, welches Wort in Cassiani Bassi Geoponica (Lipsiae 1895) 16, 9, 2 und 18, 2, 5 πόλιον ἤ ἀβρότονον mit Artemisia Abrotanum gleichgesetzt ist, wofür syr. ברוכתא gesichert ist; BB. 20: אבריטונין = ברכתא דחקלא.

3) עשב שיצמח במדבר ובערבה ושמו אדכיר והוא איסקיננתום, siehe oben Nr. 14.

4) s. oben Nr. 37.

5) s. oben Nr. 52.

6) s. oben Nr. 28.

7) p. 95: עשב הנקרא בלשון יון אספדולום ובלשון ארם עיריוני. Diosk. II, 169; APf. 290. Diosk. sagt: wenn die Asche der gebrannten Wurzel auf den Kopf gestrichen wird, so bewirkt sie nach Fuchskrankheit dichtes Haar (καῖσα δὲ ἡ ῥίζα, τῆς τέφρας ἐπιπλασσομένης, ἀλωπεκίας δασύνει).

Fuchskrankheit und fördert den Haarwuchs; auch der Saft des Allium cepa (בצל) heilt Aussatz am Kopfe und bewirkt Haarwuchs.

2. Gegen Augenleiden: das Akoron[1]) reinigt mit dem Saft der frischen Wurzel, wenn davon ein bis zwei Tropfen ins Auge getropft werden, das Leukoma (לובן) erhellt die Verdunkelung, löst das Rote (האדום?) und das נרדיסיר[2]), heilt den Tränenfluß und läßt die Wimpern wachsen; ist die Wurzel trocken, so soll sie fein gestoßen in das Auge gestreut werden und sie heilt Verdunkelung und Leukoma. Ferner Aloë[3]) heilt, sowohl eingestreut, als auch aufgestrichen, das geschwollene Auge und vertreibt Verdunkelung und ist allen Augenleiden gut; ferner: das Papaver somniferum[4]) nützt mit dem Saft der rötlichen Blüten eingetropft gegen Verdunkelung, Entzündung, Flecken und Tränenfluß; trocken gestoßen hat es dieselbe Wirkung. Ferner heilt der Saft der Lactuca silvatica[5]) (scariola), eingetropft, entzündete und verdunkelte Augen; ferner heilt das

---

[1]) s. oben Nr. 2. Diosc. I, 2 sagt vom Akoron als Augenmittel nur, daß der Saft der Wurzel die Verdunkelung auf der Pupille vertreibt (ὁ δὲ χυλὸς τῆς ῥίζης ἀποκαθαίρει τὰ ἐπισκοτοῦντα ταῖς κόραις).

[2]) [Imm. Löw: ob nicht נואסיר zu lesen ist? Das wird κριθή = Gerstenkorn bedeuten.]

[3]) p. 96: הצבר הוא אלואי. — K. II, 619: צבר ובלטין אלואין. — APf. 426: das Wort Sabara hat appelative Bedeutung und bezeichnet jeden bitteren Pflanzensaft. Diosk. III, 22 sagt von der Aloë: sie entfernt mit Honig blutunterlaufene Stellen und Sugillationen, heilt Augenkrätze und Jucken (αἴρει καὶ πελιώματα καὶ ὑπώπια σὺν μέλιτι ψωροφθαλμίας τε καὶ κανθῶν κνησμοὺς παρηγορεῖ).

[4]) עשב ... שמו בלשון יון מיקנום אנאמינום ובלשון ארם כלונתא הוא פפווארין, s. oben Nr. 67 und 101; APf. 428: Papaver wird im Libanon Anemone genannt; Diosk. IV, 63 sagt vom μήκων ῥοιάς, daß es ὅμοιον τῷ τῆς ἀγρίας ἀνεμώνης, die roten Blüten gleichen denen der wilden Anemone, sagt aber vom Pap. somn., daß es ἐπὶ δὲ φλεγμονῆς ὀφθαμῶν nützt. [Imm. Löw: אנאמינום ist aus הימירום ἥμερος entstellt.]

[5]) עשב הנקרא בלשון יון פידריקס ובלשון ארם חסא ברייא. APf. 175 liest תרידקס für פידריקס; es ist θρίδαξ ἀγρία, von welchen Diosk. II, 136 sagt: ἀποκαθαίρει καὶ κργεμα καὶ ἀχλῦς, das sind Hornhautflecken.

PS. 1382: חס בריי lactura amera.

Cuminum cyminum[1]) (כמון) mit eingetropftem Saft Leukoma, Verdunkelung, unregelmäßigen Tränenfluß; dasselbe bewirkt auch das Cuminum silvaticum, aber von dem muß das Doppelte verwendet werden. Ferner: das Zedernharz[2]) nützt gegen Verdunkelung und Tränenfluß; auch das Zypressenharz (עיטרן של ברושים) reinigt die Augen und heilt Verdunkelung, Leukoma und Schwäche. Ferner: das Arum Dracunculus[3]) heilt Leukoma, wenn der Saft der frischen Wurzel täglich ins Auge getropft wird, aber auch im trockenen Zustande, wenn sie fein gestoßen ins Auge gestreut wird. Der Saft des Allium cepa eingetropft reinigt ebenfalls das verdunkelte und entzündete Auge und hemmt den Tränenfluß mehr, als das Cuminum. Das Foeniculum capillaceum[4]) nützt gegen alle Augenleiden, es vertreibt Leukoma, Verdunkelung, Nebel und Tränenfluß, wenn der Saft der frischen Stengel aus einem Glasgefäß ins Auge getropft wird; manche mischen die Galle des Hasen dazu, was noch mehr nützt; auch der Saft der frischen Samen bewirkt dasselbe. Das Sagapenum[5]) (Ferula persica), gemischt mit Regenwasser oder Wein, heilt eingetropft Leukoma, Verdunkelung, Nebel und Tränenfluß. Auch das Ammoniacum[6]) (die Ausschwitzung der Ferula Commu-

[1]) Diosk. III, 67 sagt vom Wilden Cuminum: αἵρει δὲ καὶ ὑπώπια Sugillationen unter den Augen.

[2]) p. 97: דשן עצי הארזים הוא נקרא קידריאה הוא עיטרן ist nicht die Asche des Zedernholzes, sondern dessen Harz; Diosk. I, 77 nennt das κεδρία, welches sich sehr zu Augenmitteln eignet, es entfernt Leukoma und Narben und schärft das Sehen (λευκώματα καὶ οὐλάς στήχει). p. 99 nennt es Asaf richtig קידריאה — APf. 56: עיטרנא = οἶνος κέδρινος; Asaf stellt p. 99 עיטרן mit קיטרון gleich.

[3]) s. oben Nr. 75. Diosk. II, 166 sagt von der δρακοντία μεγάλη: ὁ δὲ χυλός τῆς ῥίζης ἁρμόζει πρὸς νεφέλια καὶ λευκώματα καὶ ἀχλῦς.

[4]) ירק עשב הנקרא בלשון יוון מרתרון ובלשון ארם שמרא. Diosk. III, 70 μάραθρον Ῥωμᾶιοι φενούκλουμ ... εἰς τά οφθαλμικά, ὅσα πρὸς ὀξυδερκίαν (Augenmittel, welches das Sehen schärft). APf. 382.

[5]) סכפינון. Diosk. III, 81. σαγαπηνόν... οὐλὰς τε ἀποσμήχει τάς ἐν ὀφθαλμοῖς καὶ ἀμβλυωπίας καὶ τὰ ἐπισκοτοῦντα ταῖς κόραις καὶ ὑποχύματια (Narben, Verdunkelung der Pupille und Unterlaufungen).

[6]) s. oben Nr. 54.

nis) nützt gegen Augenleiden, aber es ist zu scharf; ist es aber trocken, so stoße man es und mische es mit Frauenmilch, dann ist es gegen alle erwähnten Leiden gut anzuwenden. Mit Wein oder Frauenmilch gemischt heilt eingetropft auch das Natron[1]) Leukoma, Verdunkelung, Nebel, Tränenfluß und Schwäche der Augen; dasselbe bewirkt die Galle des דג המקושקש Schuppenfisches (λεπιδωτός). Gegen Nachtblindheit, [nyctalopia] d. h. wenn man in der Nacht nichts sieht und wie blind herumtappt, nützt eingetropft der Saft des Allium sativum (שום). Auch Aloë heilt die Augenschmerzen, besonders mit Frauenmilch gemischt und drei Tage lang über das Auge gestrichen, aber jeden Morgen soll es mit Urin so abgewaschen werden, daß der Urin ins Auge träufelt.

3. Gegen Krankheiten der Nase, ob sie von außen oder von innen aussätzig oder geschwollen ist, oder Geschwüre oder wildes Fleisch daran haften, soll Aloë darauf gelegt werden, oder der Samen des Arum Dracunculus soll gestoßen in die Nase geblasen werden und die Geschwüre heilen; ferner nützt das Equisetum[2]) sowohl frisch als auch trocken, indem der Saft des frischen eingetropft und das trockene gestoßen und eingeblasen, Geschwüre heilt und Blutungen stillt; ferner nützt die Iris,[3]) wenn der Saft der frischen Wurzel eingetropft, oder die trockene gestoßen, eingeblasen wird; auch die Nigella sativa[4]) hat dieselbe Wirkung, wenn sie trocken gestoßen eingeblasen, oder mit Honig gemischt in die Nasenlöcher gelegt wird; das Peganum[5]) (Ruta graveolens) stillt Nasenbluten.

4. Gegen Ohrenkrankheiten, Taubheit, Verstopfung und Schmerzen in den Ohren nützt der Saft der frischen Kala-

[1]) p. 98: הנתר הנקרא בכל לשון ניטרון האדום.

[2]) ירק עשב הנקרא בלשון יוון איפורים ונקרא עוד זנב הסום. Diosk. IV, 46. ἵππουρις. APf. 107.

[3]) s. oben Nr. 1.

[4]) p. 99: זרע קצח הוא בלשון יוון מלנתין ובלשון ארם שבובנא. APf. 366. Budge I. Gl. sagt vom מלילתרון: עבריא שבובנא ויוניא מליתנון.

[5]) פיגון; p. 91: זרע פיגון הוא רוטא; APf. 370. Pf. bei Raschi 116; Diosk. III, 45: πήγανον... αἱμορραγίας τὰς ἐκ μυκτήρων λεῖον ἐντεθὲν ἵστησι.

Calamintha[1]) ins Ohr getropft; der Saft der frischen Blätter der Cannabis sativa[2]) öffnet die Verstopfung und löst die Schmerzen; der Saft der frischen Blätter der Capparis spinosa[3]) heilt Schmerzen, öffnet Verstopfung und tötet die Würmer; der Saft der frischen Cucurbita Pepo[4]) stillt den Schmerz und löscht die Hitze; das Zedernharz[5]) heilt alle Ohrenleiden, welche infolge Erkältung entstehen; auch Balsamöl ist gut gegen alle Ohrenleiden; die Naphta,[6]) genannt Petroleum, eingeträufelt vertreibt die Kälte und die Schmerzen; auch das Öl des Doryknium[7]) tut den Ohren wohl, aber besser ist das Öl der Prunus armeniaca,[8]) am besten jedoch ist das Öl der bitteren Mandeln [Amygdalus communis]; der Saft des frischen Polygonum[9]) heilt eingetröpfelt den Ohrenschmerz

---

[1]) עשב דנקרא בלשון יוון אוריגנון ובלשון ארם קורניתא, s. oben Nr. 82. APf. 330. Diosk. III, 35 meint, der Saft der Kalamintha tötet, ins Ohr geträufelt, die Würmer (σκώληκας τοὺς ἐυ ὠσὶ κτείνει ὁ χυλός ἐυσταξόμενος).

[2]) עשב שמו בלשון יוון קנבון ובלשון ארם קנפא. Diosk. III, 148: κάνναβις ... ἁρμόζει πρός τάς τῶν ὤτων. APf. 348.

[3]) קוץ שמו בלשון יוון קפרים ובלשון ארם קאפר הוא אביונה, s. oben Nr. 47; nach Diosk. II, 173: σκώληκάς τε τούς ἐν ὠσὶν κτείνει.

[4]) ירק עשב הנאכל שמו בלשון יוון קולוקינתין ובלשון ארם קרצם היא דלעת [l. Löw קרעא]. Diosk. II, 134: κολόκυνθα ... χυλὸς ... ὠταλγίας ... ὠφελετ Marcellus (Mayer II, 308) sagt: Colocynthis, id est Cucurbita. Papadopulos: דלעת = κολόκυνθα. APf. 331, 351.

[5]) עיטרן בלשון יוון שמה קידריאה ובלשון ארם קיטרן, siehe oben p. 2, Note 4.

[6]) שמן נפת היא פיטטרוליאון. Diosk. I, 73. K. II, 501: נפט ובלטין פיטטרוליאום הלבן.

[7]) p. 100: שמן של דריקנים, nach Diosk. IV, 74 ist das Dorykaion dem Ölbaum ähnlich.

[8]) שמן של ברקוקים. Diosk. I, 115: ἀρμενιακά Ῥωμαῖοι δὲ βρεκόκκια. APf. 150.

[9]) עשב הנקרא בלשון יוון פוליקונבום ובלשון ארם שבטביטא. Diosk. IV, 4 sagt vom πολύγονον: πρός ὠταλγίας ἁρμόζει; APf. 35 emendiert פוליקונבום auf פוליקונמום πολύκνημον, welches nach Diosk. III, 94 auch πολυγόνατον genannt wird; freilich ist πολύκνημον eine andere, zu den Krautblättrigen gehörende Pflanze (Leunis II, 510), und Diosk. sagt

in drei Tagen; ferner ist gegen Ohrenleiden das Öl des Colchicum autumnale[1]) sehr gut, wie auch das Mastixharz,[2]) aber das Galbanum[3]) ist das Beste gegen Erkältung, Geschwüre und Verstopfung des Ohres. Auch das Öl des Raphanus sativus[4]) und dessen Wurzelsaft ist sehr gut gegen Schmerzen und Verstopfung des Ohres; auch das Öl des Linum[5]) bewirkt dasselbe; das Natron mit Urin gemischt heilt alle Geschwüre und Schmerzen im Ohr; auch Opium mit Frauenmilch gemischt vertreibt die Schmerzen; Sulfur[6]) geräuchert, daß der Rauch ins Ohr dringen kann, öffnet Verstopfung; auch Schweinsgalle mit Lorbeeröl[7]) gemischt öffnet die Verstopfung und das Gehör des Ohres.

5. Gegen Krankheiten des Mundes, der Zähne, der Lippen, des Gaumens und der Kehle: der Rhamnus[8]) heilt alle Schmerzen des Mundes, der Zähne, des Gaumens und der Kehle, wenn man mit der Abkochung der frischen Blätter den Mund spült; die trockene Wurzel der Plantago[9]) gestoßen und daraufgestreut heilt das wunde und zerfressene Zahnfleisch; das Lapathon[10]) heilt mit dem Saft

nur vom Polygonum, daß es ein Ohrenheilmittel ist, aber die Gleichung Polygonum = Centinodia findet eine Bekräftigung bei Asaf p. 235: עשב הנפרש על פני השדה הוא שבטבא קינטונודורא.

1) שמן החבצלת. Diosk. IV, 83. APf. 174.

2) זיעת הבוטנים, s. oben Nr. 35.

3) חלבנה χαλβάνη Ferula galbaniflua. APf. 163.

4) שמן הצנונות und מי שורש הצנונות.

5) שמן הפשתה.

6) הגופרית. — K. II, 344: כברית ובלטין שולפור הוא יפרית.

7) מרירת החזיר בשמן דפנין.

8) p. 101: קוץ שמו בלשון יוון אקנתא לובקי ובלשון רומיים איספינא אלבא. p. 110 sagt Asaf: אטד הנקרא בלשון יוון אקנתא ליובקי ובלשון רומיים ספינא אלבא. Diosk. I, 90 sagt von ῥάμνος . . . οἱ δὲ λευκάκανθα Ῥωμαῖοι σπίνα ἄλβα. APf. 44, 195.

9) עשב הנקרא בלשון יוון ארנוגלוסון ובלשון ארם ארנא ארגדיא. Diosk. II, 126: ἀρνόγλωσσον . . . Ῥωμαῖοι πλαντάγω . . . πρὸς οὖλα αἱμασσόμενα. Der syr. Name fehlt APf. 242. [Imm. Löw. ארנא ארגדיא = ארנא או גדיא caper aut hoedus.]

10) עשב הנקרא בלשון יוון סרקופאנינון ובלשון ארם עוצבא, d. i. Lepidium sativum (APf. 324), aber Asaf meint hier, wie auch oben Nr. 43,

der frischen Wurzel Zähne und Zahnfleisch; die Wurzel der Capparis spinosa übertrifft alle diese, sowohl frisch, als auch trocken, an Heilkraft gegen Schmerzen des Gaumens, der Zähne und der Kehle; das Buglosson[1]) [Borago officinalis] kräftigt die Zähne und heilt Geschwüre im Munde und in der Kehle, wenn mit dessen Abkochung in Essig der Mund gespült wird; das Pyrethrum[2]) (Anthemis P.) mit der Wurzel der Capparis spinosa gemischt, gestoßen und daraufgestreut, heilt das Zahnfleisch; Aloë aufgelegt heilt gesprungene und morsche Zähne, ihre Abkochung in Essig aber heilt alle Mundkrankheiten und kräftigt die Zähne, wenn damit der Mund gespült wird; das Mentha Pulegium[3]) heilt mit der Abkochung in Essig alle Mundkrankheiten; die Früchte des Pinus cedrus[4]) gestoßen und mit Gerstenmehl gemischt heilen daraufgestreut das Zahnfleisch und Geschwüre auf der Zunge; auch der Opopanax-Balsam[5]) heilt Zahnschmerzen, aber das Allerbeste für die Zähne ist die Zange;[6]) treten in der Zunge, im Gaumen oder in der Kehle infolge der Winde oder der Kälte Schmerzen auf, so nehme man frische Olivenblätter,[7]) kaue sie gut mit den Zähnen, wodurch Speichel ausgelöst wird und die Schmerzen hören auf.

das Lapathon; von Letzterem sagt Diosk. II, 114, daß es als Mundwasser Zahnschmerzen heilt, hingegen soll das Lepidium — Diosk. II, 174 — Zahnschmerzen nur dann heilen, wenn es um den Hals gebunden wird. [Imm. Löw: עוצבא ist das arab: עוצאב, hingegen aram. ist צפרא.]

1) p. 102: עשב הנקרא בלשון יוון בוגלוסו ובלישון ארם לישן תורא. Diosk. IV, 127: βουγλώσσον ... 'Ρωμαῖοι λίγγουα βόβουμ; APf. 244; K. II, 423: לסאן אל תור ובלטין ליננואה בוביש הוא בוגלושא.

2) עקר קרחה שמו בלשון יוון פירתרון. Diosk. III, 73. πύρεθρον ... ὀδονταλγίαις βοηθεῖ; APf. 298; K. II, 562: עקאר קרחה ובלטין פיריטרום.

3) עשב שמו בלשון יוון בליסקוני ובלשון ארם ננחא וקורניתא, s. oben Nr. 84; ננחא = ננכיאה (p. 89) = ננכוואה (p. 62) = ננכוה (p. 180, 182) = νανοῦχα Mentha. — APf. 259.

4) אגוזים של ארזים; p. 114 sagt Asaf: פרי עץ ארזים הדומה לאגוזים; APf. 160: פירי דארזא = Zapfen und Kerne der Pinie, nucili, pignoli.

5) s. oben Nr. 52.

6) אבל המלקחיים לשינים ולטוחנות מעריך על כולם.

7) עלי זית שקוראין טורמיטי. s. oben Nr. 23.

6. Gegen Geschwüre am Hinterhalse oder unterhalb der Ohren oder gegenüber der Kehle, gegen alle Skrophel-Arten oder Geschwulst, Verdickung oder harte Verknotung: Adiantum gut gestoßen und aufgelegt heilt Verknotung und Geschwulst; Ammoniacum heilt alle Arten Geschwüre, ob weiche oder harte; Artemisia Abrotanum erweicht harte Geschwüre und zieht den Eiter heraus; dasselbe bewirkt gekocht und aufgelegt die Cydonia vulgaris;[1]) wenn das Geschwür zu hart ist, so nehme man in je gleichem Maße Cuminum, Natron, Sauerteig von Weizen und Juglans regia, mische sie gut durch, aufgelegt wird das Geschwür weich und der Eiter ausgezogen; ferner erweicht die Geschwüre das Glaucium Chelidonium;[2]) jedes Geschwür heilt, wenn man Lupinus termis gut aufkocht, dann seiht man das Wasser ab und läßt ihn weiter kochen, bis er dick wie Honig wird, diese Masse legt man auf das Geschwür; das Mehl des Lupinus termis, gemischt mit den gestoßenen Blättern der Lactuca sativa oder mit Blättern des Cichorium divaricatum[3]) macht die Geschwüre reif, und wenn das Geschwür infolge der Hitze oder des Blutes anschwillt, so lege man in Wasser verdünntes Opium darauf und wenn es infolge der Kälte oder des Windes anschwillt, so lege man in Öl verdünntes reines Galbanum darauf, wodurch sich die Geschwulst legt; auch der Saft der Blätter der Brassica oleracea bewirkt aufgestrichen die Auflösung der Geschwulst; die Blätter der Eruca sativa in Butter gekocht und aufgelegt heilen Geschwülste und Geschwüre; auch das weiche Pech[4]) heilt aufgestrichen Skropheln;

[1]) p. 103: ספרגלים; p. 53 sagt Asaf: איספרגלים הם קידוניון. Diosk. I. 115: κυδώνια; APf. 144; K. II, 552: ספרגל ובלטין סידוניאום הוא קודון.

[2]) עשב שמו בכל לשון ממיתא. APf. 205. Diosk. III, 86. γλαύκιον

[3]) עולש APf. 255.

[4]) p. 104: הזפת הרכה. Asaf meint hier die bei Diosk. I, 72 beschriebene πίσσα ὑγρὰ, welche von der Kiefer und Fichte gesammelt wird, und welche als Salbe gegen angeschwollene Mandeln, geschwollenes Zäpfchen und gegen Entzündung der Schlundmuskeln von Diosk. empfohlen

auch die Blätter des Polygonum machen Geschwüre reif; dasselbe bewirken auch die Blätter des Rhamnus und die Blätter des Rubus fruticosus (סנה).

7. Gegen innere oder äußere Anschwellung der Brust, gegen Asthma, übermäßigen Schleimauswurf, Rauheit der Kehle, gegen Leiden der Lunge infolge von Schleim oder Eiterung, gegen alle Arten Schmerzen der Kehle und der Brust: bitterer Amygdalus communis gestoßen und in Honig geknetet, in Olivengröße mit warmem Wasser genommen heilt Husten und Asthma; Mentha Pulegium mit Inula Helenium gestoßen, in Honig geknetet, in Olivengröße mit warmem Wasser genommen bewirkt dasselbe; von derselben Wirkung ist auch die Pistacia,[1]) wenn sie sieben Tage lang in Essig geweicht, dann mit Honig gemischt in Nußgröße genommen wird; ferner die runde Aristolochia, wenn sie gut gestoßen und mit dem Saft der Faba vulgaris genommen wird; ferner heilt der Samen des Lepidium sativum,[2]) gestoßen und mit Honig genommen, Husten, die Kälte der Brust und der Lunge; das Zedernharz (κεδρία) heilt Husten, Brust- und Lungenschmerz, wie auch Eiter- und Blutauswurf; die Portulaca[3]) heilt mit dem Saft Husten, Lungenleiden, Asthma und Brustschmerzen; die Althaea[4]) (Hibiscus) bewirkt mit der Abkochung der Wurzelspäne, sieben Tage lang früh und abends warm getrunken, dasselbe; dasselbe wird (πρός τάς τῶν παρισθιμίων καὶ σταφυλῆς φλεγμονάς καὶ συνάγχας διαχριομένη).

[1]) p. 105: בוטמים שקורא בלשון יוון פיסטקיאה, s. oben Nr. 35; hier ist die bei Diosk. I, 124 erwähnte πιστάκια Pistacia vera gemeint.

[2]) זרע השחלים שמם בלשון יוון קרדמון. Diosk. II, 155. κάρδαμον; APf. 397.

[3]) עשב שמו בלשון יוון אנדרקלם ובלשון ארם פרפחין. — p. 111 sagt Asaf: ירק הנקרא בלשון יוון אנדרקלא ובלשון [רומיים] פורקאקלא, d. i. die bei Diosk. II, 124 beschriebene ἀνδράχνη ... 'Ρωμαῖοι πορτούλακαμ. — APf. 320. — BB. 199: אנדראכיני = פרפחינא.

[4]) עשב הנקרא בלשון ארם אמטפסא [נטפתא : Löw] ובלשון יוון אבסקום ובלשון רומיים מלבאביסקום. Diosk. III, 146: ἀλθαία ἥν ἔνιοι ἐβίσκον καλοῦσι. APf. 26 und 361. Donnolo 20: ἰβίσκος = Malvaviscus.

bewirkt das Mehl der Faba vulgaris[1]) mit Honig täglich in Olivengröße genommen, wie auch das Mehl der Vicia Ervilia;[2]) reiner Weihrauch (λίβανος) in warmem Wasser getrunken, heilt Husten und Lungenleiden; das Kentaurium[3]) mit warmem Wasser heilt veralteten Husten und auch das Hitzfieber; die Frucht des Pinus Pinea[4]) (στρόβιλος) bewirkt mit dem Saft in Honig gemischt und täglich früh und abends mit warmem Wasser genommen, dasselbe; der Styrax[5]) mit Weihrauch in gleichem Maße in Honig gemischt heilt Husten, Asthma, Lungenleiden, Blut- und Eiterauswurf; die Trigonella foenum graecum[6]) gestoßen und mit Honig gemischt oder mit Datteln und Butter gekocht heilt Husten, Lungen- und Brustschmerzen.

8. Gegen die Krankheiten des Magens, welche infolge der Kälte, Wärme oder des Schleimes entstehen: das Haupt aller Heilmittel gegen Magenleiden ist die Aloë, welche mit Mastixharz in gleichem Maße in warmem Wasser genommen den Schleim abführt und den Magen erwärmt; ferner die Artemisia absinthium[7]) stillt mit dem ausgepreßten Saft die Schmerzen und vertreibt das Fieber; auch der Samen des wilden und gebauten Cuminum in Wein geweicht tut dem Magen gut; Weihrauch

---

[1]) קמח הפולים, auch Diosk. II, 105 sagt vom κύαμος, daß er gegen Husten gut sei (βηχὶ δὲ σύμφορος).

[2]) קמח של כושנין; neben כושנין erwähnt Asaf noch ושל בוצא; [Imm. Löw: בוצא ist der romanische Name für Wicke. ZA. 30. 182.]

[3]) s. oben Nr. 83.

[4]) p. 106: פרי עץ אורזין שקוראים בלשון יוון איסטרובילין. Diosk. I. 69: στρόβιλος ist der junge Zapfen von Pinien-Arten. Aboda Zara 14a wird פירי דארזא mit איסטרובלין erklärt. APf. 56.

[5]) איסטורקום הוא קוסבורין; pp. 176 und 195 sagt Asaf: איסטורקום הוא גופיטים und pp. 182. 209: איסטורקום הוא גומפיטום — Donnolo 35: Styrax = γομφίτης. — Diosk I. 66 sagt vom στύραξ, daß er wirksam ist gegen βῆχας, κατάῤῥους, κορύζας, βράγχους und ἀποκοπὴν φωνῆς.

[6]) s. oben Nr. 62.

[7]) p. 106: אפסינתיאה בלשון יוון ובלשון רומיים אשינצו. Diosk. III. 23: ἀψίνθιον. APf. 81. und 421. Steinschneider Abus Salt 27: אפסנטין = אפשינצי = אשינצי; Donnolo 64. HA. 129: Assentin (Asinthe).

(λίβανος) mit Sesamöl löst Magenkrämpfe; Mastixharz mit warmem Wasser heilt Magenbrennen; der Saft des Polygonum mit Mastixharz bewirkt dasselbe; wenn der Magenschmerz zu groß ist, so soll das Schröpfeisen angelegt werden, denn das ist das letzte unter den Heilmitteln des Magens.

9. Gegen Krankheiten der Leber, gegen die Gelbsucht, die eine Folge der Leberkrankheit ist, und gegen die Verstopfung der Adern, wodurch die Verhärtung der Leber entsteht: der Tribulus[1]) stillt die Schmerzen der Leber und der Seiten, wenn davon eine Hand voll mit drei bitteren Mandeln gemischt in fünf Glas Wasser bis zur Hälfte eingekocht werden; die Abkochung der Späne des Laurus nobilis[2]) stillt ebenfalls die Schmerzen und bewirkt erfrischende Ruhe; die gestoßene Wurzel des Arum dracunculus[3]) in warmem Wasser getrunken, stillt die Schmerzen, die Krämpfe und heilt Geschwüre der Leber; die Wurzel der Rubia tinctorum[4]) gestoßen in warmem Wasser und Honig früh morgens genommen, bewirkt dasselbe; auch das Mehl des Lupinus termis in warmem Wasser genommen, ist heilbringend; die Wurzel der Aristolochia mit warmem Wasser genommen, stillt den Schmerz und vertreibt die Krämpfe; die Wurzel des Rhabarbarum[5]) mit warmem Wasser heilt ebenfalls Schmerzen der Leber; eine Hand voll von der Wurzel des Papaver somniferum[6]) in drei Glas Wasser so lange

[1]) p. 107: עשב הנקרא בלשון יוון טרובולין ובלשון ארם קורטובא ובלשון עיברית דרדר. Diosk. IV. 15. τρίβολος. APf. 355.

[2]) עץ שמו בלשון יוון דפני ובלשון ארם ערצ ובלשון פרס דהמוסת. Diosk. I. 78. δάφνη; APf. 299; Pf. bei Raschi 60: לוירא, לור = דפנא; K. II. 186: דהמסת ובלטין לאורוש; BB. 535: דהמוסת arab. שַׁגַר אלעַאר.

[3]) siehe oben No. 75.

[4]) עשב הנקרא בלשון יוון ריזין משרשיו יצבעו האדום ובלשון ארם נקרא אפותא. Diosk. III. 143. ἐρυθρόδανον; BB. 741: פותא arab. פֿוּה אלצבּאעִין.

[5]) p. 108: שורש עשב הנקרא בלשון ארם עוטרפן ובכל לשון נקרא ריוברברו, Diosk. III. 2; APf. 171. und 289.

[6]) שורש עשב הנקרא בלשון ארם כלונתא דגני ובלשון יוון פפברים. Diosk. IV. 64: μήκων ἥμερος.

gekocht, bis es ein Glas wird, des Morgens getrunken, heilt die Schmerzen der Leber; die Spica Nardi[1]) mit Honig und warmem Wasser hat dieselbe Wirkung; das Agallochon[2]) in warmem Wasser, ferner das Oel der Pistacia vera in warmem Wasser und Honig, oder die Calamintha officinalis in warmem Wasser haben dieselbe Wirkung; der Crocus sativus[3]) in weißem Wein stillt Schmerzen, löst die Gelbsucht auf, löscht das Brennen und erweicht die Anschwellung der Leber; der Costus speciosus mit dem Saft des Peganum harmala, ferner die Ferula Asa Foetida[4]) heilen ebenfalls die Schmerzen der Leber.

10. Gegen Krankheiten, Schmerzen und Anschwellungen der Milz: die Wurzelspäne der Capparis spinosa gut gestoßen in weißem Essig gemischt sowohl getrunken, als auch über die Milz gebunden tut sehr wohl; dieselbe Wurzel mit Ammoniak und Opopanax — je eine Hand voll — gut gestoßen und vermischt in warmem Wasser getrunken, heilt die Milz; viele trinken diese Mischung mit Essig und Anisum (Anethum foeniculum); ferner hat das Akorum gestoßen und bis zum Drittel in Essig eingekocht, und früh morgens auf nüchternen Magen getrunken, gute Heilwirkung; ein volles Glas vom Saft der Fasern der Weintraube[5]) oder Ammoniak mit Essig und

---

[1]) עשב הנקרא בלשון ארם שובלת נרדא ובלשון יוון נרדום טאכום — s. oben No. 6. — Pf. bei Raschi 27: שבולת נרד = אשפינ, שפיגא, Valeriana spica.

[2]) s. oben No. 19.

[3]) עשב הנקרא בלשון ארם עיקר כורכמא ובלשון יוון שלידוניון.

[4]) חילתית; p. 75 spricht Asaf von חילתית הוא לסרון אדום וחילתית לבן und pp. 178. und 193: חילתית הוא לסרון K. II. 260: חלתית ובלשין אששא הוא אשא פיטידא — es ist das bei Diosk. III. 80 beschriebene σίλφιον, dessen Saft bei den Alten Laser hieß und dessen Harz außen rötlich und innen weißlich ist (Leunis II. 494. 45.); Pf. bei Raschi 61: חלתית = לזרא altfranz. lasce; Steinschneider, Abus Salt 99: חלתית = אספיטידא; APf. 36: transkribiert χαλτίθη.

[5]) p. 109: חוטי השידימה העושה ענבים לבנים.

Waldzwiebel,[1]) welch letzteres Mittel das beste ist gegen Milzleiden; ferner fördert die Heilung die Wurzel der runden Aristolochia gemischt mit der Abkochung der Capparis spinosa; ferner die Wurzel des Arum Dracunculus mit Essig, oder Mehl des Lupinus termis in Essig gekocht mit Peganum harmala, oder das Kentaurion in Essig gekocht, oder die Späne der Pistacia in Essig gekocht, oder die Späne der Tamarix, oder die Rubia tinctorum, oder der Saft des Raphanus sativus, diese alle sind gegen Milzleiden von heilender Wirkung; auch das Wasser, in welchem glühendes Eisen abgekühlt wurde, tut der Milz wohl.

11. Gegen Schmerzen in den Seiten und Rippen (Pleuritis), gegen Ansammlung von Blut und Eiter an der schmerzhaften Stelle: Ammoniak verdünnt mit warmem Wasser, getrunken oder aufgelegt; Abkochung der Althaea-Wurzel; der Saft des Hedyosmos[2]) (Mentha) mit Gerstenmehl und Eidotter gemischt und aufgelegt; das beste jedoch ist das Sagapenum,[3]) welches, getrunken, alle Arten Schmerzen in den Seiten heilt.

12. Gegen Krankheiten das Bauches, gegen Diarrhoe, Hämorrhoiden und Dysenterie: Der Saft des Adiantum[4]) mit gekochtem Myrten-Wein[5]) getrunken, stellt und heilt den Bauch; die Abkochung der Blätter des Rhamnus stellt ebenfalls den Bauch; der Saft der Portulaca hat dieselbe Wirkung und heilt auch die Krämpfe; der Samen des Anethum Foeniculum treibt besonders die Winde;

---

[1]) בצלת המדבר; p. 118. sagt Asaf: בצלת המדבר הנקרא בלשון יוון איסקילא. — Donnolo 33: ἀγρύσκιλλα. — Diosk II. 202. σκίλλα scilla maritima APf. 75. s. Löw, Meerzwiebel, in Lewy-Festschrift.

[2]) p. 110: עשב הנקרא בלשון יוון דיוזמוס ובלשון רומיים מינתא החיצון. Diosk. III. 34: ἡδύοσμον ἄγριον Ῥωμαῖοι μεντάστρουμ.

[3]) Diosk. III. 81 sagt vom σαγαπηνόν: πρὸς θώρακος καὶ πλευρᾶς πόνον.

[4]) s. oben No. 37.

[5]) Diosk. I. 112. sagt von der μυρσίνη: ὁ ἐξ αὐτῆς γινόμενος οἶνος . . . πρὸς προπτώσεις δακτυλίου (Mastdarmvorfell).

der Sumach[1]) hat mit dem Saft der Früchte gleichfalls bauchstillende Wirkung; das Bdellium[2]) in Wein oder warmem Wasser getrunken, vertreibt die Anschwellung des Bauches und die Winde; die Kerne der Weinbeere[3]) in kaltem Wasser getrunken, kräftigen den Bauch; die Schale des Granatapfels in kaltem Wasser bewirkt dasselbe; auch Galläpfel[4]) haben dieselbe Wirkung; die Abkochung der Althaea-Wurzel heilt Diarrhoe, reinigt und stärkt die Gedärme; der Samen des Lapathon[5]) (Rumex) stillt den Bauchfluß; die gestoßenen Samen des Anethum graveolens[6]) mit Essig genommen, kräftigen den Bauch; Mastixharz treibt die blähenden Winde und kräftigt die Därme; die Frucht der Myrten, des Juniperus[7]) und der Eichen kräftigen den Bauch, die frischen Blätter des Rubus fruticosus in Essig und Oel gekocht, heilen Diarrhoe; die Abkochung der Mentha aquatica[8]) ist gut gegen Diarrhoe, kräftigt den Bauch und vertreibt das Fieber; schmerzstillend ist der

[1]) p. 111: עץ הנקרא בלשון ארם סומקא ובלשון יוון רוז סירייקון. Diosk. I. 108: ῥοῦς . . . ὅν ἔνιοι ἐρυθρὸν καλοῦσι; ἁρμόζων . . . δυσεντερικοῖς . . . αἱμορροίδας θεραπεύει; Geoponica XVI. 8. 2. spricht von ῥοῦς συριακὸς; APf. 44.

[2]) אבדיליון הנקרא בלשון ארם רומא דארעא ובלשון ערב מוקול. Diosk. s. 61: βδέλλιον heilt διαδρομὰς πνευμάτων. Es ist ein Gummiharz; Bdellium africanum (Leunis II. 529); PS. 2047. Budge I. 136. APf. 359.

[3]) החרצנים שבענבים נקראים בלשון יוון גינרטא Galenus, de simp. med. VIII. 3. 3. γίγαρτα ξηρὰ μέν ἐστι (acinorum uvae nuclei); BB. 482. PS. 706: גינרטא acini uvae, non acinos tantum uvarum significat, sed omne quod post uvas pressas restat.

[4]) עפצים APf. 73. Diosk. I. 107. sagt von κηκίς, der die Frucht der Eichel ist, daß er den an Ruhr Leidenden hilft.

[5]) עשב הנקרא בלשון ארם חומעא ובלשון יוון לפטא. Diosk. II. 114: λάπαθον . . . πρὸς δυσεντερίαν; APf. 169.

[6]) זרע ירק נקרא בלשון עיברי שביתא ובלשון יוון אניטום. Diosk. III. 58: ἄνηθον; APf. 373; K. II. 717: שבת ובלטין אניטום; Steinschneider, Abus Salt 598: זרע שבת = זרע אניטי.

[7]) p. 112: ערורים.

[8]) עשב הנקרא בלשון יוון קלמיתא ובלשון ארם סחי בארעא, es ist das σισύμβριον des Diosk. II. 128; APf. 271.

Costus speciosus[1]); die Frucht oder die Blätter des Cupressus sempervivens[2]) (?) in Wein, oder in Wasser kräftigen den Bauch und heilen die Gedärme; die Hypocistis[3]) kräftigt und heilt die Gedärme.

13. Gegen Leiden in den Nieren, Lenden und Hüften, gegen Steine in den Nieren und in der Harnblase: Das Agaricum[4]) mit Mastixharz und mit dem Saft der Lactuca sativa gemischt heilt die Schmerzen in den Nieren, denn es öffnet die Verstopfungen der Kanäle; das Bdellium mit Smyrnium perfoliatum[5]) oder mit dem Saft des Opium gemischt zertrümmert den Stein; der Saft des Krautes סליולא[6]) (?), die an Gestalt und Geruch der Narde gleicht, zertrümmert den Stein; die Abkochung der Wurzel des Arum dracunculus mit Wasser und Honig ge-

---

1) שורש בוסם הנקרא קוסטוס.

2) עץ הנקרא בלשון ארם בורתא [ברותא] ובלשון ברותיום הוא עצי ברושים ובלשון ערב אבהיל. Eigentlich ist ברוש = אבהיל = κυπάρισσος, hingegen ברותא, ברותיום ist βράθυ, Ῥωμαῖοι ἕρβα Σαβίνα (Diosk. I. 76) Juniperus Sabina; die hierher gehörende Heilwirkung ist bei Diosk. nicht bei βράθυ, sondern I. 74. bei κυπάρισσος erwähnt: ἁρμόζει πρὸς . . . δυσεντερίαν καὶ κοιλίας ῥευματισμόν; freilich sagt Diosk. von der βράθυ, daß die Blätter denen der Cypresse gleichen, wodurch eine Verwechslung entstehen konnte; allerdings sagt Asaf p. 172: ברותים הוא סבינא, wodurch bewiesen ist, daß er sich bewußt war, ברותא sei Juniperus Sabina, nichtsdestoweniger kommt die Verwechslung auch sonst in der Literatur vor; Teschuboth ha-Geonim ed. Harkavy (Stud. u. Mitth. IV.) p. 23: אבראתא הוא בא מן הברוש ובטיית אבהיל; K. II. 10: אבהל ובלטין אביל הוא זרע שבינא ובלטין גיניפרוש; PS. 10: arab. אבהיל, pers. ברותא gr. βράθυ arborem esse tamarisco similem dicit Bar Hebraeus.

3) עשב הנקרא בלשון ארם נשרא ובלשון יוון אופוקיסטידוס ובלשון ערב סרכס. Diosk. I. 97: ὑποκισθίς . . . πρὸς κοιλιακούς, δυσεντερικούς; APf. 266 nimmt נְשרא und נישרא richtig zusammen, letzteres ist bei Asaf — siehe oben No. 44 — πτέρις = פיליקי; Budge I. 606. II. 721: נשרא, arab. סרכס.

4) אגריקון Diosk. III. 1.

5) p. 113: אזמרנייא הוא פטרוסילינון או במי כרפס הוא סילינון s. weiter No. 118; K. II. 366: . . . ומִמנו מין יקרא סמריון . . . כרפס ובלטין אפיאום ואין כל כרפס הררי נקרא פטרסליון. s. Löw, Karpas.

6) עשב הנקרא בלשון רומיים סליולא ובלשון יוון סנינקולוס דומה לנרד במראה וריח. [J. Löw: Diosk. I. 8. σαλιούγκα = keltische Narde. Saliunca, salvicula, σαλιούλλα, σαγιόκολον, s. Langkavel 82.]

trunken, oder die Abkochung des *Cicer arietinum*[1]) stillt Nierenschmerzen und zertrümmert die Steine; die Abkochung des *Tribulus* bewirkt dasselbe; von derselben Wirkung ist auch das *Origanum*; die Wurzel des *Kypeiros*[2]) in Wasser bis zum Drittel eingekocht, heilt die Nieren und treibt den Urin; die Wurzel der *Capparis spinosa* zertrümmert den Stein; dieselbe Wirkung hat auch *Taubenmist* und *Schwalbenmist*,[3]) wie auch die Wurzel des *Galgant*.[4])

14. Gegen die Krankheiten der Harnblase, gegen Blasensteine und Dysurie: der Saft des *Andropogon Schoenanthum*[5]) mit dem Saft des *Kypeiros* gemischt getrunken, zertrümmert den Stein, öffnet den Urinfluß und vertreibt den Schmerz; dieselben Wirkungen hat der Saft des *Adiantum* (Capillus Veneris) in warmem Wasser getrunken; die *Schale der Frucht* des *Laurus nobilis*[6]) mit dem Saft des *Kypeiros*, oder die Samen des *Foeniculum capillaceum*[7]) in warmem Wasser genommen, bewirken dasselbe; dieselbe Wirkung hat das *Akoron*,[8]) ferner der warme Mist von Eseln und getrockneter Hühnermagen.

15. Gegen Anschwellung und Bruch der Hoden, wie auch gegen Ansammlung schadhafter Flüssigkeiten im Hodensack: man lege auf gebranntes und zerstoßenes *Abro-*

---

[1]) האפונים חשחורים הם חימצי ובלשון יוון ארבינתין. Diosk. II. 104 sagt vom ἐρέβινθος, daß er οὐρητικός ist, aber schadet den Nieren (βλάπτουσι νέφρούς); APf. 171; K. II. 262: חמץ ובלטין ציציר.

[2]) שורש האחו; pp. 200 und 209 sagt Asaf: שורש אחו הוא קיפירום κύπειρος Diosk. I. 4; APf. 276.

[3]) חרי יונים . . . חרי חציפורים הדרורים.

[4]) שורש כולינגאן הוא גלאנגן; K. II. 389: כאולנגאן ובלטין גאלאנגא; Steinschneider HA. 781: כולנגאן Galgantwurzel.

[5]) s. oben No. 14.

[6]) δαφνοκοκκα קליפת פרי דפניקוקין. APf. 299.

[7]) p. 114: זרע שמר הנקרא בלשון יוון מרתרון. Diosk. III. 70: μάραθρον Ῥωμαῖοι φενούκλουμ . . . τοῖς περὶ κύστιν πάθεσιν ἁρμόζει, διουρητικὸν ὑπάρχον; APf. 382; K. II. 685: ראזינאג ובלטין פיניקולום הוא פנייולאו מרטרי והוא שומר.

[8]) s. oben No. 2.

tanum mit Eierdotter gemischt, oder Bdellium mit Abkochung der Faba vulgaris, oder die gestoßene Frucht des Pinus cedrus[1]) mit Abkochung der Faba vulgaris, oder gebratenes Ei mit Cuminum cyminum; wenn alle diese nicht nützen, so lege man den Schröpfkopf an.

16. Gegen Schlangenbiß, Skorpionen- und Würmerstich, wie auch gegen Vergiftung: Aristolochia in Wasser, oder in Wein genommen, oder auch in gleichem Maße mit Agaricum gemischt, sowohl getrunken, als auch auf die Wunde gelegt; ferner Ammoniak (Harz der Ferula communis) in Essig verdünnt auf die Wunde gelegt; ferner Calamintha officinalis getrunken und aufgelegt; Sulfur[2]) getrunken bricht die Kraft jedweden Giftes; gegen Vergiftung ist auch der Dictamnus von guter Wirkung, wie auch das Prasion (Marrubium) und alte, seit Jahren abgelegte Butter; vorzüglich gegen Vergiftung ist die Wurzel der Capparis spinosa, aber das Allerbeste ist ein Theriak.

17. Gegen Grind, Krätze und juckenden Ausschlag: die Abkochung der Ranken der Vitis vinifera heilt Krätze, wenn man damit den Körper einstreicht; die gestoßene Wurzel des Arum dracunculus mit Gerstenmehl in Essig gekocht ist von derselben Wirkung; dasselbe bewirkt der weiße Helleborus in Essig gekocht, oder die Wurzel des Colchicum[3]) gestoßen und in Essig gekocht, oder die Späne der Populus alba[4]) in Honig und Essig gekocht, oder Natrum[5]) vom Berge Ararat mit Lorbeeröl gemischt, oder Sulfur mit Oel, oder

---

[1]) פרי עץ ארזים הדומה לאגוזים.

[2]) גפרית הירוקה.

[3]) p. 115: החבצלת הוא אירמם. Diosk. IV. 83: κολχικόν . . . οἱ δὲ ἐφήμερον καλοῦσι; APf. 174. Colchicum, ἑρμοδάκτυλος, daher אירמם; BB. 760: חמצליתא: וצבעתא דהרמים arab. אלסורנגאן.

[4]) קציעות עצי לבונה נקרא בלשון יוון ליבקה ובלשון ארם חיורא ובלשון רומיים אליבנו. Diosk. I. 81: λεύκη; APf. 153; Plinius XVI. 23 sagt: Populi tria genera: alba ac nigra et quae Lybica apellatur; ליבקא ist nicht die letztere, sondern λεύκη.

[5]) נתר אררט בשמן דפנים.

Pech mit Ziegenmilch, oder in Oel gekochte Oleanderblätter.[1])

18. Gegen die Würmer in den Gedärmen, welche die kleinen Kinder töten, im Bauche große Schmerzen verursachen, das Blut aussaugen und Gelbsucht veranlassen: Mentha pulegium gestoßen, mit Honig gemischt in Essig genommen, oder das Mehl des Lupinus termis mit Honig gemischt auf den Bauch gebunden, oder der Saft der Kalaminthe täglich ein volles Glas getrunken, oder der Samen der Brassica oleracea gestoßen und in Essig genommen, oder der Samen der Nigella sativa früh morgens in warmem Wasser genommen, oder der Saft der אפרטיסים-Blätter mit Rindsgalle gemischt auf den Bauch gestrichen, oder Widderhorn gestoßen und in Essig genommen, oder ein Glas voll vom Saft der Artemisia absinthium, alle diese treiben die Würmer von unten aus; wenn auch Fieber auftritt, so ist das Allerbeste die Artemisia pontica[2]) (absinthium ponticum).

19. Gegen brennendes Hitzfieber: man wasche den Körper mit in Essig gekochter Mentha pulegium, oder mit in Essig gekochter Kalaminthe, oder mit in Oel gekochtem צבות[3]) (?) genanntem Dorn, oder mit in Oel gekochtem Costus speciosus, oder mit in Wasser gemischtem und in Oel gekochtem Pyrethrum; ferner wird das Fieber vertrieben, wenn man den Saft der Artemisia Absinthium, oder den Saft des Apium mit Honig nimmt; auch die Plantago[4]) vertreibt das Fieber, wenn man damit den Bauch bestreicht.

20. Gegen Ischias und gegen Schmerzen in dem Hüftbecken: der Saft der Wurzel der Inula Helenium in warmem Wasser getrunken, oder das Mehl des Lupinus

---

[1]) p. 116: עלי הרדפני ῥοδοδαφνή; APf. 130. Nerium Oleander.

[2]) שיח של ארץ אררט APf. 78; K. II. 707: שיח ובלטין שסיהא הוא סינטבריא . . . שני מינים האחד מהם סוריי . . . ונמצא לו כמו כן מין שלישי נקרא סריון ארמיני מכורכם נקרא אפסנטין בתרי.

[3]) קוץ הנקרא צבות.

[4]) p. 117: ירק הנקרא שמו ארנוגלוסון. Diosk. II. 126.

termis mit Honig vermischt auf die wehe Stelle aufgelegt, oder der Saft der Capparis spinosa mit Ammoniak (Harz der Fer. com.) genommen, oder Iris-Wurzel mit Bdellium, je das gleiche Maß in warmem Wasser genommen, oder gestoßene Samen des Lepidium sativum mit warmem Wasser und Honig genommen.

21. Gegen Lepra und fressenden Aussatz, wodurch die Kranken abgesondert werden müssen, um ihnen die Plage doch etwas zu erleichtern,[1]) gebe man stetig die Abkochung der Kalamintha zu trinken, die wird die weitere Ausbreitung der Krankheit verhindern; in den Büchern der indischen Aerzte wird folgendes empfohlen: man nehme eine Viper, lege sie in ein mit altem Wein gefülltes irdenes Gefäß und halte es zwei Wochen lang fest verschlossen; von diesem Wein gebe man sieben Tage lang täglich ein Glas dem Kranken zu trinken und er heilt, denn hierdurch vertrocknet der Aussatz und die Haut wird schuppenartig erneuert, nur der Teil, der schon früher, bevor der Kranke den Wein genommen hat, angefressen war, nicht, denn das Gift der Lepra ist stärker, als das der Viper. Ferner kann man die Kedria (oleum cedrinum) zum Bestreichen anwenden, aber gut ist Sulfur sowohl getrunken als auch aufgelegt, denn es trocknet den Aussatz.

22. Gegen wankende Füße und Gelenke, gegen die Podagra: die Wurzel der runden Aristolochia in warmem Wasser getrunken, oder das Colchicum[2]) mit Scammonium[3]) in warmem Wasser; ferner heilt die Podagra durch Auflegen: warmer Kuhmist, oder der Saft der Blätter der Brassica oleracea, oder getrocknete Rindsgalle mit Aloë, oder Wald-

[1]) להקל מהם מקצת נגעיהם ולכבות כמעט בערת חלאיהם.

[2]) p. 118: שורש בלשון ארם סורנגאן ובלשון יוון ארמודקטילום, K. II. 519: סורנגאן ובלטין הירמודוקטיל הוא ארמודקטיל; bei Paulus Aeginetes (Mayer II. p. 417) spielen unter den Mitteln gegen Podagra die Hermodaktylen die Hauptrolle.

[3]) סקמוניא auch איסקמוניאה und יסקאמוניא; Diosk. IV. 170. σκαμμωνία; Convolvulus Scammonia; APf. 143.

zwiebel[1]) in Oel gekocht, oder die Mischung aus Opium, Aloë, Acacia vera[2]) und Crocus sativus mit Eiweiß gemengt in kaltem Wasser auf die Füße gestrichen; ein rasch wirkendes Medikament gegen Podagra ist folgende Mischung: ein Maß Colchicum, gleiches Maß Euphorbium,[3]) Scammonium, Cinnamomum und sieben Körner Piper gut gestoßen in warmem weißen Wein getrunken; folgende Mischung hat der König Agrippa gegen seine Podagra als Salbe benützt: zehn Waldzwiebel, je drei Pfund ἄμπελος μέλαινα[4]) (Bryonia), ἄμπελος ἀγρία[5]) (Labrusca?), deren Saft gut ausgedrückt in einem kupfernen Gefäß mit drei Pfund Olivenöl so lange gekocht wird, bis das Wasser ververdunstet; das zurückgebliebene Oel soll mit Wachs verdichtet werden. Wer Schuhe aus der Haut des Meerkalbes[6]) trägt, der wird nie Fußweh haben, und auch das Fett des Meerkalbes ist sehr gut gegen Podagra.

---

[1]) s. oben p. 180, Note 1.

[2]) אקקייא APf. 197; Budge l. Gl. אקקיא: עצרא דקרטא. K. II. 5: אקקיא ובלטין אקאסיא הוא מיץ פרונש מדבריות הוא מיץ האחו הנקרא קרט בערבי.

[3]) p. 119: אפורביון. Diosk. III. 82. εὐφόρβιον.

[4]) s. oben No. 17.

[5]) נפן שדה ובלשון יוון אגריו אנגרין. Diosk. IV. 152; Plinius XXIII. 1. (14) sagt: Labrusca a Graecis ampelos agria appellata.

[6]) מנעלים מן ענל הים; p. 204 sagt Asaf: עור ענל הים הוא פוקייאן והוא ביקלו מרינו.

IX.

Verzeichnis der Krankheiten und Heilmittel.[1])

[1]) Technische Gründe gestatten mir erst hier, Sr. Hochwürden Herrn Oberrabbiner Dr. Immanuel Löw, der diese Arbeit angeregt und sie mit manchen wertvollen Bemerkungen bereichert hat, auch öffentlich bestens zu danken.

FSC
www.fsc.org
MIX
Papier | Fördert gute Waldnutzung
FSC® C083411

Zeitfracht Medien GmbH
Ferdinand-Jühlke-Straße 7
99095 Erfurt, Deutschland
produktsicherheit@kolibri360.de